Chinesische Atem- und Heilgymnastik

humboldt

Ratgeber

Die Konzentration auf das richtige Atmen steht im Mittelpunkt der chinesischen Atem- und Heilgymnastik. Mit einfachen Übungen können Sie gezielt – ohne besondere Kraftanstrengung! – akute Schmerzzustände beseitigen, gesundheitliche Beschwerden lindern, die Abwehrkräfte stärken und Ihrem Körper insgesamt zu mehr Harmonie und Wohlbefinden verhelfen.
Selbst die hier gezeigte Übung, die durch Stärkung des Bindegewebes das Übel »Krampfadern« an der Wurzel bekämpft, verlangt keine akrobatische Leistung. Lesen Sie die Beschreibung auf Seite 85f.

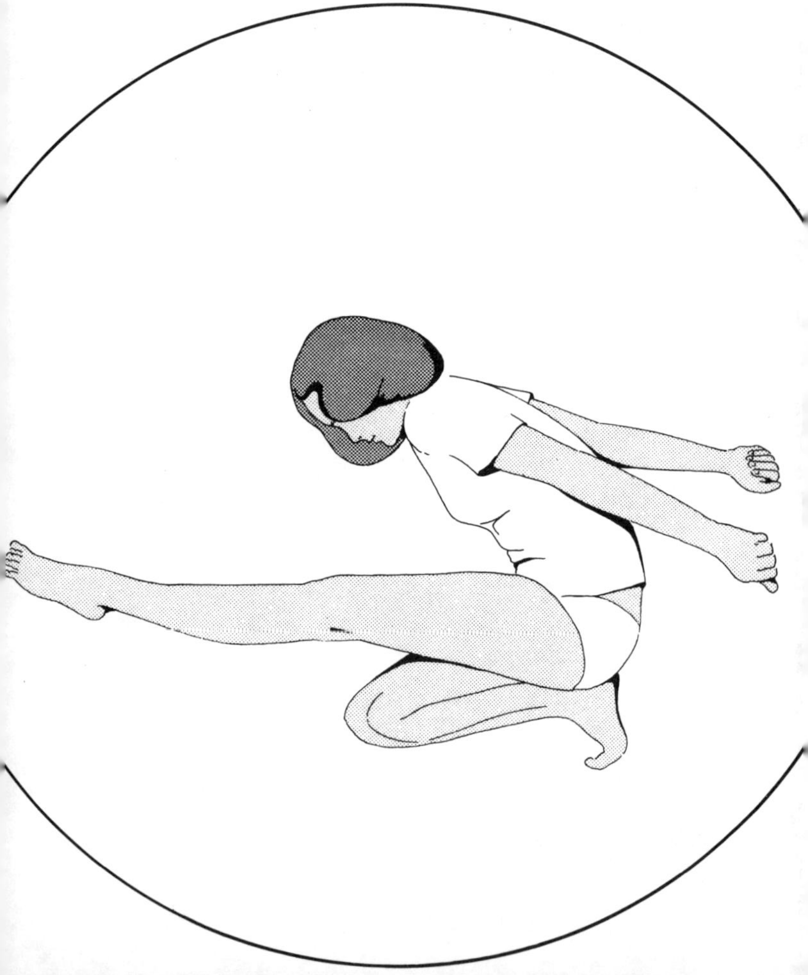

Chinesische Atem- und Heilgymnastik

Von Lutz Bernau

humboldt

humboldt taschenbuch 534

Umschlaggestaltung: Christa Manner, München
Umschlagfotos: Bildarchiv Lindenburger, Kastl
Zeichnungen: Sibylle Pohl, Hamburg

Hinweis für den Leser:
Alle Angaben ohne Gewähr.

© 1986 by Humboldt-Taschenbuchverlag Jacobi KG, München,
für die Taschenbuchausgabe
© 1983 by Franz Ehrenwirth Verlag GmbH & Co. KG, München,
für die Originalausgabe
Druck: Presse-Druck Augsburg
Printed in Germany
ISBN 3-581-66534-4

2 3 ★ 89

INHALT

EINFÜHRUNG

Die chinesische Heil- und Atemgymnastik

Es gibt ein uraltes chinesisches Märchen über die schöne Prinzessin Garuda. Sie liebte ihren Mann, den Kaiser, und sie wollte, daß alle Menschen in Gesundheit und in Frieden miteinander lebten.

Aber Prinzessin Garuda hatte einen Feind. Es war der Kriegsminister des Kaisers. Der Kriegsminister haßte sie, weil sie nicht seine Geliebte werden wollte.

Deshalb überredete er den Kaiser, einen Krieg gegen die benachbarten Mongolen anzufangen.

Der gutgläubige Kaiser zog mit seinen Soldaten in die Mongolei und vertraute seine Frau dem Kriegsminister an, der in China blieb.

Kaum hatte der Kaiser seinen Palast und die Hauptstadt verlassen, da verurteilte der Kriegsminister die schöne Prinzessin Garuda zum Tode. Hohnlachend gewährte er ihr eine letzte Bitte: Garuda wollte noch einmal in ihrem irdischen Leben tanzen.

Garuda tanzte, und der Kriegsminister sah ihr böse grinsend zu. Er war sich seines Triumphes sicher.

Doch er sollte sich irren.

Denn während des Tanzes bekam Prinzessin Garuda auf einmal Flügel wie ein Engel. Sie erhob sich in die Luft und flog ihrem Henker davon. Sie flog in ein Reich, in dem Himmel, Erde und Mensch eine Einheit sind, in dem man gesund, in Harmonie und in Frieden leben kann.

Dieses Märchen ist ein Gleichnis wie jedes Märchen. Es liefert uns aber gleichzeitig den Schlüssel für das Medizin-Denken der alten Chinesen: Durch Heil- und Atemgymnastik soll man sich wie ein Vogel in die Luft erheben können, um allen Gefahren für Körper, Geist und Seele zu entfliehen. Das Ziel ist, zu den »Hsien« zu gehören. Das

sind vogelartige Fabelwesen. Sie sind unsterblich, und sie kennen das Geheimnis der ewigen Gesundheit. Auch wenn der Mensch diesen Zustand nie erreichen kann, so kann er sich doch bemühen, sich ihm zu nähern.
Dieses Denken hat seinen Ursprung in der Religionsphilosophie des *Taoismus*.
Wann und wie der Taoismus entstanden ist, liegt im dunkeln. Es gibt keinen Religionsstifter wie Jesus oder Buddha. Ja, es gibt nicht einmal eine Übersetzung für das Wörtchen »tao«. Für unser westliches Denken fangen damit die Schwierigkeiten an. Wir sind daran gewöhnt, daß man die Worte einer fremden Sprache in unsere eigene Sprache übersetzen kann. Mit »tao« geht das nicht. Dabei mangelt es nicht an Versuchen: »tao« kann Herr des Himmels, der Erde und der Natur bedeuten. Andere Übersetzungs-Versuche nennen: All, Vernunft, Verstand, Wahrheit, Geist, Seele, Weisheit, einziger Weg, Logik, Einheit, Harmonie.
Doch auch die Chinesen selber haben Schwierigkeiten, wenn sie ausdrücken wollen, was sie mit »tao« meinen. Der Philosoph und Dichter *Laotse*, der im fünften Jahrhundert vor Christus lebte und über hundert Jahre alt wurde, hat in seinen Werken dreißig Kapitel über diesen komplizierten Begriff geschrieben. Er schrieb unter anderem von einer Urkraft, die schon vorhanden war, als es Himmel und Erde noch nicht gab. An einer anderen Stelle gibt er zu: »Ich weiß keinen Namen dafür. Geschrieben nenne ich es *tao*. Gezwungen, einen Namen zu finden, nenne ich es *erhaben*.«

Wie auch immer – »tao« beinhaltet auf jeden Fall das Bestreben der chinesischen Menschen, eins zu sein mit dem All, mit der Natur, in der wir leben. Dabei beziehen die Chinesen alles ein, was uns umgibt. Regen und Schnee ebenso wie das Blühen und Verwelken der Blumen. Wind

und Gewitter ebenso wie den Einfluß von Sonne, Mond und Sternen auf den Menschen. Die Tiere ebenso wie Ebbe und Flut oder etwas so Gewaltiges wie den Ausbruch eines Vulkans.
Man könnte sagen, das chinesische Denken und Fühlen ist allumfassend. Wahrscheinlich ist uns deshalb dieses Volk bis heute so rätselhaft geblieben. Wir werden wohl nie verstehen, was sich hinter ihrem Lächeln verbirgt. Man sagt, die Krieger früherer Zeiten haben auch dann noch gelächelt, wenn sie ihrem Feind den Todesstoß versetzten.
Um chinesische Heil- und Atemgymnastik zu betreiben, ist es nicht nötig, erst die Philosophie des Taoismus und die chinesische Mentalität zu studieren. Das wäre eine Lebensaufgabe.

Aber man sollte einmal ein paar Minuten über folgendes nachdenken:
Wenn es um die Gesundheit und die Medizin geht, meinen hier im Westen immer noch viele Menschen, dafür habe man ja schließlich seinen Arzt und seine Medikamente. Die eigene Verantwortung wird ausgeklammert. Es heißt dann: Ich nehme pünktlich die verordneten Tabletten, ich gehe regelmäßig zum Arzt, bei größeren Schwierigkeiten gibt es in den Kliniken großartige Apparate. Die werden das schon machen. Schließlich, mein Auto kommt ja auch regelmäßig zur Inspektion. Da kümmern sich die Mechaniker um alles. Und bei mir selber kümmern sich die Ärzte mit all ihren modernen Möglichkeiten.
In der chinesischen Medizin dagegen ist der Mensch kein Motor, der hin und wieder repariert werden und mit Ersatzteilen versehen werden muß.
Er ist vielmehr ein Teilchen im großen Ganzen des »tao«. Er sollte seine Atem- und Heilgymnastik nicht wie eine notwendige Pflichtübung absolvieren, sondern wie Essen und Trinken und Arbeiten und Ausruhen in den täglichen

Lebensplan einbeziehen. Als etwas Selbstverständliches, das einfach dazugehört.

Wenn man sich das alles einmal durch den Kopf gehen läßt, weiß man, was gemeint ist: *gesundheitsbewußt* leben. Eine Forderung, die auch im Westen von immer mehr Medizinern gestellt wird.

Vorwort

Der moderne Mensch hat vielfach vergessen, mit der Natur zu leben. Er lebt vielmehr gegen sie, weil er den Kontakt zu ihr verloren hat. Es liegt daran, daß wir unsere Umgebung mit künstlichen Hilfsmitteln selber gestalten. Wir haben Heizungen und sind von der Außentemperatur unabhängig. Wir haben Autos und brauchen nicht mehr durch den Regen zu gehen. Wir haben Radio und Fernsehen, die uns Bilder aus der Natur ins Haus bringen – allerdings nur akustisch und optisch, nicht in Wirklichkeit.

Im alten China – wie übrigens auch bei unseren eigenen Vorfahren – war das anders. Das Geschehen der Natur bestimmte das Geschehen des menschlichen Lebens. Die Menschen mußten sich nach der Natur richten. Sie konnten sich ihren Einflüssen nicht einfach in vollklimatisierten und technisch perfekt eingerichteten Räumen entziehen. Nach unseren heutigen Vorstellungen hatte das sicherlich viele Unbequemlichkeiten zur Folge. Aber es führte auch dazu, daß der Mensch die Vorgänge in der Natur genauer beobachtete, daß er sich damit auseinandersetzte, daß er versuchte, die Gesetze der Natur in sein eigenes Leben einzubeziehen.

Die chinesische Heil- und Atemgymnastik ist ein Beweis dafür, wie gut es gelungen ist, im Einssein mit der Natur zu leben. Immer wieder wird in den alten Schriften beschrieben, wie man die Bewegungen von Tieren nachahmen soll. Biegsamkeit und Geschmeidigkeit sollen dadurch erreicht werden, zwei Voraussetzungen, um gesund zu bleiben und ein hohes Alter zu erreichen. Alles Starre ist tot, heißt es. Alles Biegsame lebt. Das gilt nicht nur für die schmiegsamen Bewegungen der Tiere, es gilt auch für Pflanzen, Bäume und das Wasser, die sich in ihren Bewegungen dem Wind und dem Sturm anpassen. Was Tiere, Pflanzen, Bäume und Wasser tun, geschieht im

Einverständnis mit der Natur – ohne Fragen, ohne gedankliche Überlegungen, ohne Sträuben gegen den Rhythmus der Natur.
Neben der Bewegung kommt es in der chinesischen Heilgymnastik auf das richtige Atmen an. Für die Gesundheit ist dieses Atmen ebenso wichtig wie Essen und Trinken. Es ist als Nahrung zu betrachten. Nicht nur für die Lungen, wo der eingeatmete Sauerstoff in die Blutbahn übergeht, sondern als Nahrung für den ganzen Körper. Deshalb führten die Chinesen den Atem in Gedanken bis tief hinab in den Bauch und bis hoch hinauf in den Kopf. Der Atem sollte kreisen, um jede Zelle zu erreichen.
Die alten Überlieferungen aus dem riesigen chinesischen Reich sind in ihrer Fülle unüberschaubar. Noch heute werden in Klöstern immer wieder neue Funde gemacht. Wissenschaftler in den medizinischen Zentren Peking und Schanghai sind unermüdlich dabei, alles zu katalogisieren.

Aber alles zu erfassen, das ist wahrscheinlich unmöglich. Doch darauf kommt es auch nicht an. Wichtiger ist es, dasjenige herauszufinden, was dem Menschen von heute helfen kann, gesund zu werden und gesund zu bleiben. Und es müssen, wie in diesem Buch, Anleitungen gegeben werden, die von jedem ohne Schwierigkeiten befolgt werden können.

- Es gibt viele Möglichkeiten, Gymnastik zu betreiben. Fast alle Methoden erfordern jedoch ein Höchstmaß an körperlicher Anstrengung.
- Die chinesische Heil- und Atemgymnastik kann jeder in jedem Alter betreiben. Sie ist leicht und nicht mit Anstrengung verbunden.
- Die chinesische Gymnastik kann jederzeit und überall durchgeführt werden. Man braucht dazu weder teure Spezialgeräte noch extra angelegte Trimm-dich-Pfade.

Dr. med. Detlef Strathmann, Hamburg

ALLGEMEINER TEIL

Was Sie vor den Übungen wissen müssen

Über die Anatomie des Körpers und über das wechselseitige Zusammenspiel der Organe weiß man in China heute ebensoviel wie im Westen. Vermutlich weiß man sogar mehr. Denn die einseitige, sozusagen mit Scheuklappen arbeitende Medizin, bei der sich jeder Arzt nur auf sein Spezialgebiet konzentriert und nicht nach links und rechts sieht – diese Medizin gibt es im Fernen Osten nicht.
Gewiß, auch bei uns haben sich die Schranken an einigen Kliniken geöffnet. Die Ärzte der verschiedenen Fachrichtungen arbeiten Hand in Hand. Auch der Akupunktur, der Wasserheilkunde oder der Homöopathie sind diese Kliniken nicht mehr verschlossen.
In China aber ist das schon seit langem eine Selbstverständlichkeit. Man ist bemüht, das riesige, kaum überschaubare Gebiet der Medizin von möglichst vielen Seiten in den Griff zu bekommen. Deshalb arbeiten die Ärzte, die nach der modernen wissenschaftlichen Methode an den Universitäten ausgebildet worden sind, zusammen mit den »Barfußärzten«, die man mit unseren Heilpraktikern vergleichen könnte. Im Gegensatz zu den Heilpraktikern haben die Barfußärzte jedoch in der Regel keine schulische Ausbildung. Sie haben ihr Wissen und ihr Können vom Vater, und der wiederum hatte es vom Großvater. Auf diese Weise sind aus Akupunktur, Akupressur, Pflanzenheilkunde, Brennbehandlung mit Moxa (echter Beifuß) und Heil- und Atemgymnastik riesige Wissens- und Erfahrungsschätze zusammengekommen. An den Universitäten – vor allem in Peking und Schanghai – bemüht man sich, eine Übersicht aus traditionellen und modernen Erkenntnissen zu schaffen. Eine Arbeit, die vermutlich nie abgeschlossen werden kann, weil immer neue Erkenntnisse hinzukommen.

Eines ist bei diesen Forschungen allerdings erstaunlich und verblüffend: die Übereinstimmung von Uraltem mit dem Modernen und Neuen. Es gab damals weder Röntgenstrahlen noch sonstige Methoden, um den Geheimnissen des Organismus auf die Spur zu kommen. Doch es ist, als hätten die Alten mit untrüglichem Instinkt geahnt, was sich hinter unserer äußeren Hülle, der Haut, alles abspielt. Sie teilten den Körper in drei »Abschnitte« ein, die sie *Zinnoberfelder* nannten. Diese Bezeichnung mag zunächst befremden. Denn aus Zinnober wird ein roter Lack gewonnen. Die Chinesen verwendeten ihn für ihre weltberühmten Porzellanmalereien auf Vasen und Tellern. Also eine Verwendung in der Kunst.
Zwei Arten von Zinnober wurden genommen: ein rotbraunes Zinnober, bei dem die bräunliche Färbung durch Oxydierung von Eisenteilchen entstand – bräunlicher Rost, wenn man so will. Die zweite Art war reines Zinnober ohne Eisen.
Wir wissen, daß die Chinesen ihre Kunst schon immer sehr hoch eingeschätzt haben. Man könnte deshalb vermuten, daß sie den kostbaren Zinnober in übertragenem Sinn auch für zuständig hielten, wenn es um die Gesundheit ging.
Aber Zinnober war mehr. Die taoistischen Mediziner gewannen daraus ein Lebenselixier für Gesundheit und langes Leben. Heute würde man sagen: Sie stellten aus Zinnober homöopathische Gesundheitstropfen her.
Das oberste der drei Zinnoberfelder – das war der Kopf. Als Grenze nach unten folgten Hals und Arme.
Das zweite Zinnoberfeld war der Brustkorb. Die Grenze nach unten bildete das Zwerchfell.
Das dritte Zinnoberfeld war der Bauchraum. Der untere Abschluß die Beine und Füße.
Alle drei Zinnoberfelder wurden eingeteilt in Flüsse und Seen, in Höfe, Säle, Paläste, Durchgänge und Wandel-

gänge. Das klingt für uns sehr blumenreich, und mit vielen Bezeichnungen können wir heute wirklich nichts mehr anfangen. Für das richtige Atmen ist es aber trotzdem wichtig, sich einen Überblick zu verschaffen (siehe Zeichnung unten):

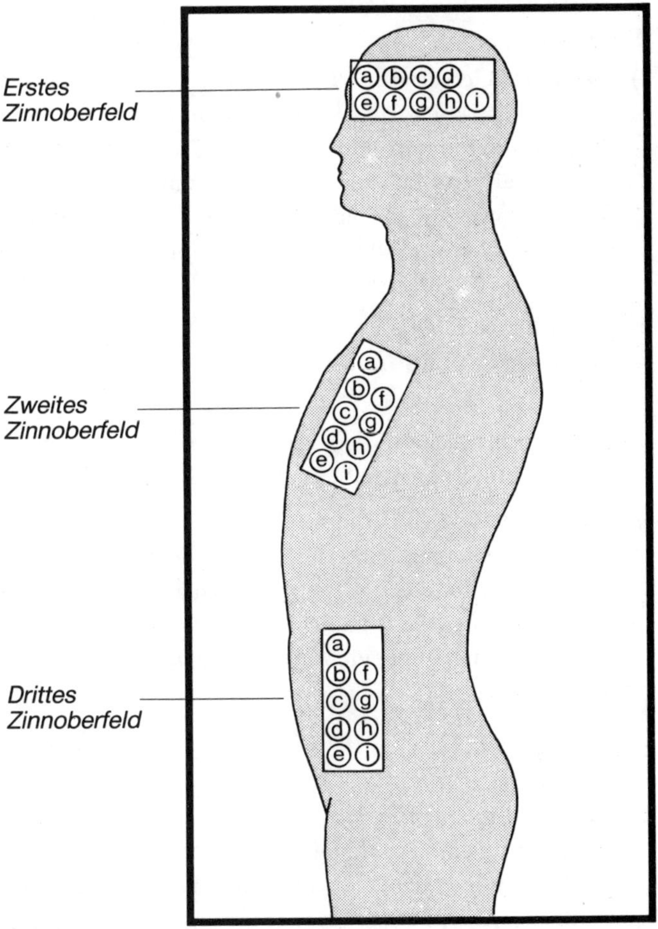

Erstes (oberes) Zinnoberfeld: Der Kopf

a) *Himmlischer Hof.*
Wohl gedacht als eine Art Wartehalle vor dem Eingang in das Gehirn.

b) *Palast des Verstandes.*
Schaltstelle des Gehirns, würden wir heute vielleicht sagen.

c) *Palast des Geheimnisvollen.*
Hier hat das Unergründliche im Menschen seinen Sitz. Auch die Chinesen wußten damals, daß der Mensch manchmal seltsam reagiert. Heute kann man sagen: Was der jetzt tut, ist unlogisch, der spinnt wohl ein bißchen. Hier im Palast des Geheimnisvollen entstehen solche Regungen.

d) *Palast des Großen Kaisers.*
Der Kaiser galt als Inbegriff der Weisheit.

e) *Eingang in das obere Zinnoberfeld.*
Von vorn gesehen, liegt er zwischen den Augenbrauen. Die Brauen selber galten als Baldachine.

f) *Wartehalle und Ruheraum.*
Vielleicht entspricht das der praktischen chinesischen Lebensphilosophie, daß man seine Gedanken hier eine Weile ausruhen lassen und überhaupt nichts denken soll, bevor man eine wichtige Entscheidung trifft.

g) *Heiliger Palast des oberen Zinnoberfeldes.*
Hier befindet sich sozusagen die Kontaktstelle zum alles umfassenden »tao«.

h) *Palast des Quecksilbers.*
Gemeint ist eine Schaltstelle des Nervensystems. Von hier aus pulsieren Nervenimpulse wie Quecksilber durch den Körper.

i) *Palast des Jade-Kaisers.*
Das bedeutet: Wer kostbares Jade besitzt, ist reich und hat Macht. Macht über alle Lebensvorgänge haben auch die Hormondrüsen im Gehirn. Von hier aus werden alle übrigen Hormondrüsen gesteuert.

Zweites (mittleres) Zinnoberfeld: Der Brustkorb

a), **b)** und **c)** werden als *Regierungssäle* bezeichnet.
Wir können heute nur noch vermuten, daß sie für Kummer, Freude, Angst, Fröhlichkeit und andere Gefühlsregungen gedacht waren.

d) *Palast der beweglichen Perle.*
Damit ist das Herz gemeint.

e) *Saal der Ruhe.*
Vielleicht sind die Ruhepausen zwischen zwei Herzschlägen und zwei Atemzügen gemeint.

f), **g)**, **h)** und **i)** wurden als *Wandelgänge* für den Durchzug des Atems verstanden.

Drittes (unteres) Zinnoberfeld: Der Bauchraum

a) ist ein *Regierungssaal.*

b) und **c)** sind *Durchgänge.*
Hier findet die Verdauung statt.

d) und **e)** bilden das *Meer des Atems.*
Eine der wichtigsten Stellen im Organismus. Denn das lebenswichtige Atmen geschieht in erster Linie hier im Bauch.

f), **g)**, **h)** und **i)** sind *verbotene Säle*.
Nach heutiger Deutung haben hier Geschlechtlichkeit, Keimdrüsen und die Reinigungsorgane wie die Nieren und das Ausscheidungsorgan wie der Dickdarm ihren Platz.

Ohne Atem gibt es kein Leben

»Durch das richtige Atmen habe ich feinen Äther aufgesogen. Ich fühlte mich von aller Schwere und aller Last befreit und vereint mit den Göttern.« Dieser Ausspruch stammt von dem taoistischen Mönch *Iung-Tsing*. Er lebte etwa tausend Jahre vor Christus.
Peng-Tsu, der nach der chinesischen Legende so alt geworden sein soll wie *Methusalem*, soll gesagt haben: »Mein hohes Alter verdanke ich dem Ein- und Ausatmen.«
Zwei Aussprüche, die belegen, wie sehr man sich in China schon seit langem mit dem Atmen beschäftigt hat. Mit einem lebenswichtigen Vorgang, dem wir zuwenig Beachtung schenken.
Irgendwie ist das nicht einmal verwunderlich. Denn bei anderen lebenswichtigen Bedürfnissen macht sich unser Körper durch Alarmsignale bemerkbar.
Wenn der Körper Nahrung braucht, bekommen wir Hunger.
Wenn er Flüssigkeit braucht, bekommen wir Durst.
Wenn der Körper sich ausruhen muß, werden wir müde.
Nur das Bedürfnis nach Atemluft meldet sich höchstens in verräucherter oder sonstwie vergifteter Luft. Dann leiden wir an Atemnot, die Haut wird blaß, weil der mangelnde Sauerstoff eine schlechte Durchblutung zur Folge hat. Wir müssen dauernd gähnen. Wir fühlen uns müde, matt und wie zerschlagen.
Atmen erfolgt automatisch. Im Wachen wie im Schlaf.

Deshalb machen wir uns so wenig Gedanken darüber. Aber Atmen bedeutet Lebenskraft, Frische, Energie, Wohlbefinden. Alles Dinge, die wir uns für die Gesundheit wünschen. Atmen gibt uns kosmische Lebenskraft, wie die Chinesen es ausdrücken.

Ein paar Zahlen beweisen, was Atmen für unser Leben bedeutet:

Ohne feste Nahrung können wir es gut und gern einen Monat aushalten. Wir haben dann zwar Hungergefühle, aber unserer Gesundheit entsteht kein ernsthafter Schaden.

Etwas bedrohlicher sieht es mit der Flüssigkeit aus. Eine Woche lang kann man es ohne Trinken aushalten. Dann verdurstet man unweigerlich.

Aber ohne Atemluft hält man es höchstens drei Minuten aus. Dann wird man bewußtlos und erstickt.

Die Menge der Atemluft, die wir brauchen, ist beachtlich. Ein Baby atmet rund fünfzigmal in der Minute, ein Erwachsener fünfzehn- bis zwanzigmal.

Das Volumen der in einer Minute eingeatmeten Luft beträgt fünf bis acht Liter. Durch das richtige Führen des Atems, wie die Chinesen es lehren, kann dieses Volumen auf etwa hundert Liter gesteigert werden. Dazu ist keine besondere Kraftanstrengung nötig. Man soll den Atem vertiefen, nicht hecheln oder wie wild in sich hineinpumpen.

Die Atmung wird gesteuert vom Atemzentrum im Gehirn. Es erhält seine Erregungsimpulse vom vegetativen Nervensystem. Auch das Blut schickt Impulse ins Gehirn, um die Atmung in Funktion zu halten.

Der in der Atemluft enthaltene Sauerstoff erfüllt zwei Aufgaben: Er sorgt dafür, daß sich die Zellen im Körper erneuern. Wir haben Milliarden solcher Zellen. Ununterbrochen sterben Zellen ab. Ununterbrochen entstehen neue. Sie benötigen Sauerstoff aus der Atemluft.

Als zweites ist der Sauerstoff für die Verbrennung der Nahrung erforderlich. Vergleichen Sie es mit einem Ofen. Der Ofen braucht Holz oder Kohle – das ist die Nahrung, die wir zu uns nehmen.
Damit die Nahrung verbrennen und sich in Energie umwandeln kann, ist Sauerstoff nötig. In einem luftleeren Raum könnte kein Ofen brennen. Ohne Luft mit ihrem Sauerstoff würde kein Stoffwechsel stattfinden. Die Nahrung würde ungenutzt den Körper wieder verlassen.
Bei der Atmung sollte man noch etwas bedenken. Es ist ein Beweis dafür, wie sehr Körper, Geist und Seele zusammenhängen: Wenn wir aufgeregt, zornig, nervös oder voller Angst sind, geht der Atem schneller.
Auf der anderen Seite beruhigt es, wenn man sich hinsetzt und einige Male tief durchatmet.
Über das Nervensystem bestehen hier also enge Verbindungen.

Für uns im Westen sind Nase, Mund und Lunge die wichtigsten Orte für die Atmung. Für die Chinesen ist der wichtigste Ort der Nabel. »Konzentriere dich beim Atmen lange genug auf deinen Nabel. Dann wirst du den Mittelpunkt der Welt erleben.« So lautet ein altes Sprichwort.

Die moderne Medizin weiß heute, daß diese alten Überlegungen richtig sind. Denn sie zielen auf das hin, was heute als Embryonal-Atmung bezeichnet wird.
Das ungeborene Kind im Mutterleib kann noch nicht durch Mund und Nase atmen. Es wird durch die Nabelschnur beatmet und ernährt. Dort befindet sich die *Pforte des Lebens und des Schicksals*, wie es in einem alten Buch mit dem Titel »Tai-si« heißt.
Nach der Geburt ist das Kind für einige Augenblicke ohne Atemluft. Nach Durchtrennung der Nabelschnur, nach ein paar heftigen Schlägen oder – wie in China – nach dem

Abtupfen des Nabels mit heißem Wasser, fängt es an zu schreien. Jetzt atmet es selbständig, jetzt lebt es.
Aber die meisten Menschen vergessen den Nabel als Urquelle ihres Lebens. Sie atmen nur noch mit der Brust, nicht mehr mit dem Bauch.
Die chinesische Heil- und Atemgymnastik aber will den ganzen Körper beatmen (siehe Zeichnung unten):

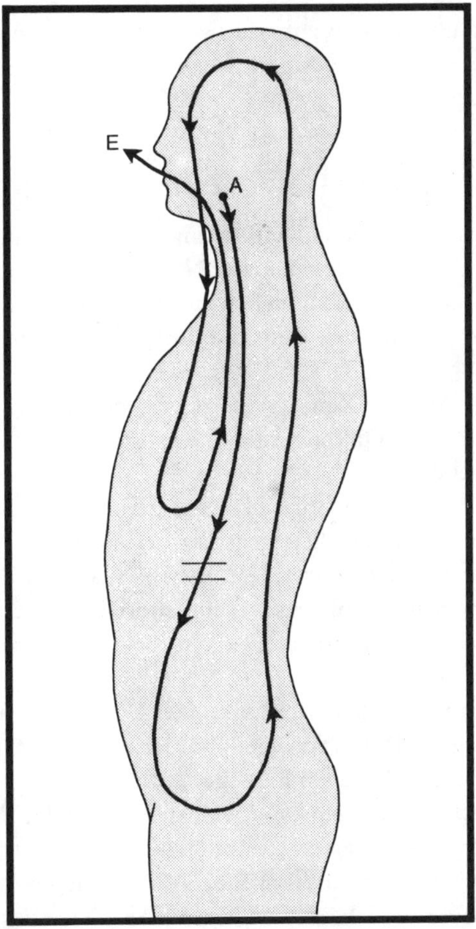

Die Atemluft soll aus dem Rachenraum hinabgeführt werden ins untere Zinnoberfeld, also in den Bauch.
Von dort soll sie hochsteigen ins obere Zinnoberfeld, also in den Kopf.
Jetzt wieder hinabsteigen ins mittlere Zinnoberfeld, in die Brust. Zum Schluß wird ausgeatmet. (A auf der Zeichnung Seite 25 bedeutet Anfang, E das Ende des Atemvorgangs.)
Bitte glauben Sie nicht, diese Führung des Atems sei besonders schwierig. Mit ein wenig Übung ist es leicht zu erlernen.

So atmen und bewegen Sie sich richtig

- Atmen Sie, falls nicht anders angegeben, stets durch die Nase ein. Die Härchen in der Nase wirken wie ein Filter und halten Schmutzteilchen aus der Luft fest. Die Körpertemperatur erwärmt die Luft. Die Schleimhäute befeuchten sie.
- Lassen Sie sich Zeit, bis Sie richtig sitzen oder stehen. Die richtige Haltung ist bei den jeweiligen Übungen angegeben.
- Sobald Sie die richtige Haltung gefunden haben, entspannen Sie sich. Das geht am besten, indem Sie erst einmal nacheinander alle Muskeln anspannen. Angefangen beim Stirnrunzeln, aufgehört mit dem Zehenwackeln. Erst anspannen, dann lockern. So haben Sie eine Kontrolle.
- Lassen Sie sich auch am Ende jeder Übung Zeit, um Ihre Position zu lösen. Springen Sie nicht heftig auf, machen Sie keine ruckartigen Bewegungen.
- Versuchen Sie niemals, etwas zu erzwingen. Wenn es am Anfang mit einer Übung nicht auf Anhieb klappt, probieren Sie geduldig weiter. Am besten am Wochenende oder nach Feierabend, wenn Sie Zeit haben.

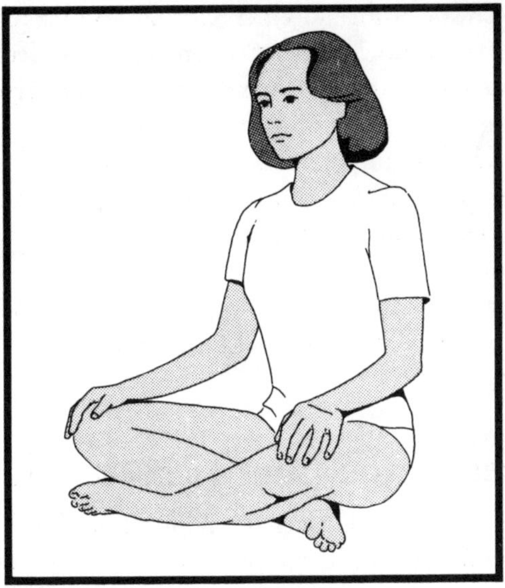

- Sollten während einer Übung Schmerzen auftreten, hören Sie bitte sofort auf. Legen Sie sich auf den Rükken, entspannen Sie sich. Üben Sie nach einer halben Stunde Pause von neuem. Solche Schmerzen sind kein Zeichen dafür, daß die Übung für Sie nicht geeignet ist. Sie sagen Ihnen bloß, daß Sie noch nicht die richtige Praxis haben.
- Führen Sie die Übungen nicht direkt nach dem Essen aus. Die Zeit zwischen Essen und Übung sollte mindestens eine Stunde betragen. Wenn Sie jedoch kurz vor der Übung etwas trinken möchten, können Sie das ohne Bedenken tun. Es schadet nicht.
- Achten Sie darauf, daß Sie bei den Übungen nie aus dem Gleichgewicht geraten. Denken Sie an einen Krieger, der sich in einem Schwertkampf mit einem Feind befindet. Sobald er aus dem Gleichgewicht gerät, kann er stolpern. Der Gegner kann ihn dann leicht töten.

- Denken Sie während einer Übung an nichts anderes. Grübeln Sie nicht über Sorgen oder Probleme nach. Konzentrieren Sie sich vielmehr voll und ganz auf die Übung. Denken Sie im Rhythmus der Übung mit: Jetzt muß ich das tun, jetzt das, jetzt das...
- Wenn Sie mehrere Übungen hintereinander machen, legen Sie immer eine Pause von zwanzig bis dreißig Minuten ein.
- Vergessen sie aber nie das oberste Gebot: Keine Gewalt anwenden – dafür aber viel Geduld haben.

Ahmen Sie die »fünf Tiere« nach

Die Chinesen sind sehr genaue Beobachter der Natur. Sie wissen auch längst, daß nur der Mensch das Gleichgewicht der Natur zerstört. Zwar töten sich feindliche Tiere in der Natur – aber sie zerstören nicht das Gleichgewicht. Sie erhalten es vielmehr.
Aus solchen Überlegungen resultiert eine einfache Schlußfolgerung: Wenn wir die Tiere nachahmen, kommen wir dem Einssein mit der Natur ein Stück näher.

Was die Chinesen bei der Beobachtung der Tiere immer wieder beeindruckte, war ihre Biegsamkeit, ihre Geschmeidigkeit. Das bedeutet auch heute noch für die Chinesen ein Stück Jugend und Gesundheit. Außerdem sagen sie sich: Ein biegsames Rohr bricht auch nicht im Sturm. Nur alles Harte, Starre ist gefährdet und dem Tod geweiht.

Die Aufmerksamkeit konzentrierte sich auf fünf Tiere: Tiger, Hirsch, Affe, Bär und Vogel. Wer ihre Bewegungen nachahmt, bekämpft damit nicht ein bestimmtes Leiden. Aber er erhält sich jugendlich und frisch. Die Übungen können jederzeit und ganz nebenbei gemacht werden.

Ohne bestimmten Plan. Einfach nur dann, wenn es einem gerade einfällt.

Und so sehen diese Übungen aus:

- Der *Tiger* bewegt den Kopf besonders geschmeidig hin und her. Er dreht ihn lässig und – außer in höchster Gefahr – nie ruckartig immer in die Richtung, in die er blicken will.
- Der *Hirsch* hat die Angewohnheit, lockere Schaukelbewegungen mit den Füßen zu machen. Man kann sagen, daß er Stauungen einfach herausschüttelt.
- Der *Affe* kann auf einem Fuß stehen und seinen Körper in alle Richtungen drehen. Angestaute Schlacken im Organismus können sich lösen.
- Ähnliches gilt für den *Bären*. Wenn er sich bewegt, dann bewegt er nicht nur einzelne Körperteile. Es ist immer der gesamte Körper in einer schaukelnden Bewegung.
- Der *Vogel* besticht durch die Leichtigkeit seiner Bewegungen. Er strengt sich nicht an, und er kann trotzdem sehr weite Entfernungen zurücklegen.

ÜBUNGSTEIL

Nackenschmerzen (HWS-Syndrom)

Nackenschmerzen waren auch im alten China bekannt. Sie hatten nur andere Ursachen als heute. Damals waren die meisten Menschen Bauern, Krieger oder Händler. Die Bauern mußten den ganzen Tag in gebückter Haltung durch ihre gutbewässerten Felder stapfen, Reis anpflanzen und ihn ernten. Die Krieger pirschten in gebückter Haltung durch die Dschungel im Süden und die kahlen Berge im Norden, dabei den Kopf immer erhoben, um den Feind zu entdecken, ehe man selber entdeckt wurde. Die Händler hockten den ganzen Tag bei ihren Waren, oder sie schleppten sie von einem Markt zum anderen.

Chinesische »Barfußärzte«, die sehr viel von Naturheilkunde verstanden, gaben den überanstrengten Muskeln die Schuld an Schmerzen, die sich im Nacken einstellten. Die moderne Medizin weiß heute, daß die Ursache in erster Linie an der Wirbelsäule liegt und erst in zweiter Linie an den Muskeln. Auch für die Ursachen müssen heute andere Dinge verantwortlich gemacht werden. An Nackenschmerzen leiden in erster Linie Menschen mit einer vorwiegend sitzenden, stehenden oder gehenden Lebensweise. Also beispielsweise Stenotypistinnen, Sekretärinnen, Beamte und Büroangestellte, Verkäuferinnen, Kellnerinnen oder Taxifahrer. Gefährdet ist jeder, dessen Haltung einseitig ist.

Nackenschmerzen, die häufig genug in die Schultern und Arme ausstrahlen, werden als »HWS-Syndrom« bezeichnet. *Syndrom* ist ein krankhaft veränderter Zustand. *HWS* ist die Abkürzung von Halswirbelsäule.

An der Wirbelsäule hängt letzten Endes das gesamte Körpergewicht. Sie ist das wichtigste Stützorgan des Körpers. Sie trägt den Kopf, sie stützt Schultern und den Beckengürtel. Auch die Rippen, die den Brustkorb bilden, sind mit ihr verbunden.

Stützorgan ist das eine – Bewegungsorgan das andere. Die Wirbelsäule ermöglicht, daß wir gehen, stehen, sitzen, uns bücken – überhaupt, daß wir uns bewegen können.
Damit das möglich ist, hat die Natur die *Wirbelsäule* aus zwei Bausteinen zusammengesetzt:
Da sind *die harten Wirbelknochen:* sieben Halswirbel, zwölf Brustwirbel, fünf Lendenwirbel, Kreuzbein und Steißbein.
Ein Wirbel ist nicht einfach nur ein simpler Knochen. Er besteht aus dem Wirbelkörper, dem Wirbelbogen, dem Dornfortsatz, zwei Querfortsätzen, zwei oberen und zwei unteren Gelenkfortsätzen. Man könnte die Wirbel mit komplizierten Zahnrädern vergleichen. Denn sie sind so konstruiert, daß sie ineinandergreifen, sich miteinander gelenkig bewegen können.
Allerdings würde das dazu führen, daß sich Knochen hart an Knochen reibt – und allmählich aufreibt. Deshalb gibt es als zweiten Baustein *die Bandscheiben.* Sie liegen wie Puffer zwischen den Wirbeln und verhindern das harte Aufeinandertreffen der Knochen.
Die Bandscheiben bestehen aus einem faserartigen Ring und einem gallertartigen Kern. Sie sind elastisch und passen sich den Bewegungen der Wirbel an. Das heißt: Wenn man sich nach vorne bückt, werden die Bandscheiben vorne, zum Brustraum hin, zusammengedrückt. Hinten dagegen gehen sie in die Höhe wie ein Blasebalg, der sich wieder mit Luft vollpumpt.
Die Bandscheiben können so anpassungsfähig sein, weil sie einen Innendruck haben. Der Druck würde sogar ausreichen, zwei Wirbel wie eine Feder auseinanderzudrücken. Das geht nur deshalb nicht, weil die Wirbel durch äußere Bänder und Muskeln fest miteinander verbunden sind.
Was nun die Nackenschmerzen angeht, so muß eine dritte Funktion der Wirbelsäule erwähnt werden: Durch einen

Kanal in der Wirbelsäule verläuft das Rückenmark. Es kommt vom Gehirn und ist ein Teil des Zentralnervensystems. Überall im Verlauf der Wirbelsäule treten Nervenfasern des Rückenmarks aus, um den Organismus nervlich zu versorgen.

Wenn aber nun die Bandscheiben an einer bestimmten Stelle überlastet sind, kommt es zu einem Druck auf die austretenden Nerven, weil die ermüdeten Bandscheiben die Wirbel nicht mehr exakt an ihrem richtigen Platz halten können. Dieser Druck hat Schmerzen zur Folge.

Bei Nackenschmerzen sitzt die schwache Stelle zwischen dem vierten und fünften Halswirbel. Hier kommen besonders viele Nervenfasern aus der Wirbelsäule heraus. Deshalb ist ja das HWS-Syndrom bei der heutigen Lebens- und Arbeitsweise zu einem Zivilisationsleiden geworden.

Gegen das HWS-Syndrom gibt es zwei Übungen. Beide werden im Schneidersitz durchgeführt, und beide sind nicht mit körperlicher Anstrengung verbunden. »Zur heilenden Gymnastik braucht man keine Kraft, sondern den Verstand«, sagt man im Fernen Osten.

○ Den Schneidersitz muß man am Anfang etwas üben. Denn der Ungeübte sitzt meist so, daß der Oberkörper nach vorne überhängt. Das ist falsch.

Richtig ist es, wenn der Oberkörper senkrecht und gerade wie ein Denkmal auf einem Sockel ruht (siehe Abbildung Seite 36). In dieser Haltung spürt man so gut wie nichts von seinem eigenen Gewicht. Man erreicht diese Haltung, indem man einige Male hin- und herpendelt. Am leichtesten schafft man es, wenn man auf einer harten Unterlage sitzt, also zum Beispiel auf dem Teppich. Weiche Unterlagen sind ungeeignet.

Jetzt beide Arme waagrecht nach links und rechts ausstrecken und die Hände leicht zu Fäusten schließen. Nun

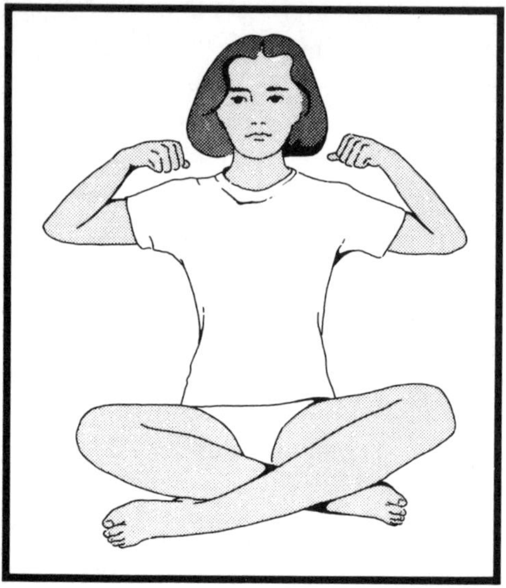

beide Fäuste langsam in Richtung zu den Schultern an den Körper heranziehen. In einer geraden Linie heranziehen. Ohne Kraftanstrengung und nur so weit, wie man eben kommt. Dann die Fäuste öffnen, die Finger spreizen und die Arme wieder ausstrecken. Wieder Fäuste machen, wieder die Arme heranziehen.
Verbunden wird diese Übung mit dem richtigen Atemrhythmus. Beim Heranziehen der Arme wird ausgeatmet. So, als würde man die Luft mit einem Blasebalg herausdrücken. Beim Ausstrecken der Arme wird eingeatmet. Beides geschieht langsam und in Ruhe.

○ Für die nächste Übung bleibt man im Schneidersitz. Die Arme ruhen jetzt locker auf den Knien (siehe Abbildung Seite 37). Dann dreht man den erhobenen Kopf im Halbkreis nach rechts, bis man die rechte Schulter sehen kann. Anschließend den Kopf in einem hohen Bogen nach links bewegen, bis man die linke Schulter sieht.

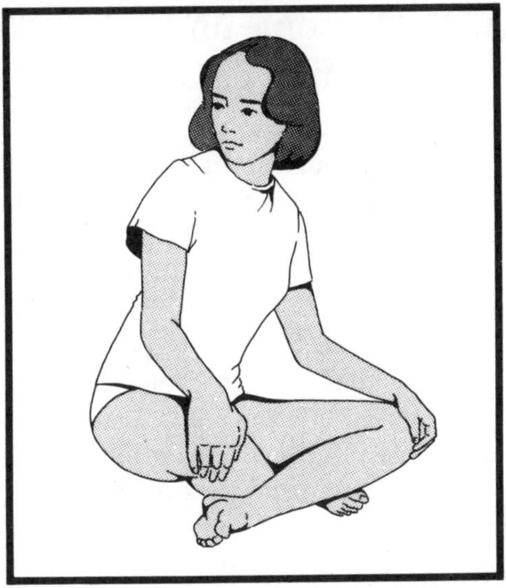

Auch dabei muß richtig geatmet werden: Beim Schulter-Ansehen eine kleine Pause machen und ausatmen, beim Hin- und Herbewegen des Kopfes einatmen.

Normalerweise spürt man bei beiden Übungen ein leichtes Knirschen im Nacken. Es ist der Beweis dafür, daß man es richtig gemacht hat und daß der Körper reagiert.
Es gibt keine strenge Regel, wie oft die beiden Übungen gegen Nackenschmerzen gemacht werden müssen. Wer die Schmerzen schon länger hat, sollte fünfmal am Tag drei bis fünf Minuten opfern. In leichteren Fällen weniger. Entscheidend ist nur die individuelle Regel: Aufhören, sobald es anstrengend wird.
Daß beim HWS-Syndrom die Erfolge sehr gut sind, läßt sich an japanischen Statistiken ablesen. In Betrieben, in denen die beiden Übungen konsequent durchgeführt werden, gibt es erheblich weniger Krankmeldungen wegen des HWS-Syndroms als in anderen Betrieben.

Vegetative Dystonie und Schlafstörungen

Sie können es überall beobachten, wo Menschen warten müssen. Denken Sie nur einmal an einen Bahnhof. Der Bahnsteig ist voll, der Zug hat Verspätung. Manche stehen geduldig neben ihrem Koffer, andere spazieren mehr oder weniger ruhelos auf und ab und sehen alle paar Augenblicke in die Richtung, aus der der Zug kommen muß. Das sind diejenigen, die leicht nervös werden. Nicht nur beim Warten, sondern in so gut wie allen Lebenslagen.

Hektisches Hin- und Herlaufen hilft aber wenig, um die Nerven zu beruhigen. Ahmen Sie in einer solchen Situation lieber den Gang eines Tigers nach. Die Tigerkatze geht langsam, in einer Mischung aus vorsichtig, lauernd, schleichend und majestätisch. Ihre Bewegungen sind fließend, elegant, harmonisch. Mit höchster Wachsamkeit betrachtet sie jeden Gegenstand, der in ihr Blickfeld gerät. Wenn Sie sich so bewegen, besänftigen Sie Ihre Nerven viel schneller – und Sie praktizieren gleichzeitig die vereinfachte Form chinesischer Heilgymnastik, in der die Bewegungen von Tieren eine große Rolle spielen: Wer einen ruhig schreitenden Tiger nachahmt, wird selber ruhig. Wer herumflattert wie ein ängstlicher Vogel in seinem Käfig, wird bald selber Angst bekommen. So erklären sich die Chinesen die Wirkungsweise ihrer Gymnastik.

Bei der harmlosen Alltags-Nervosität reicht die vereinfachte Form der Tiger-Übung. Anders sieht es bei Menschen aus, die an vegetativer Dystonie leiden, also an einer nicht mehr ganz so harmlosen Störung im vegetativen Nervensystem.*

---

* Wir empfehlen in diesem Zusammenhang das in der gleichen Reihe erschienene »Taschenlexikon Medizin« von Karl Heinz Reger und Dr. med. Sibylle Reger-Nowy, unter Mitarbeit von Prof. Dr. med. Herbert Nowy, Humboldt-Taschenbuchverlag, München (ht 462).

Dieses Nervensystem, das wir mit unserem Willen nicht beeinflussen können, steuert so lebenswichtige Vorgänge wie Atmung, Kreislauf, Verdauung und Stoffwechsel. Es steuert damit auch die Tätigkeit der dazugehörigen Organe wie Blutadern, Herz, Lunge, Magen, Darm, Leber und Nieren. Da es außerdem mit unserer Seelen- und Gemütsverfassung in enger Verbindung steht, kann man sich leicht vorstellen, wie vielfältig und weitreichend sich eine Störung auswirken kann.

Menschen mit vegetativer Dystonie sind nicht nur manchmal, sondern dauernd nervös und ständig gereizt. Sie neigen zu Depressionen. Mal tut es ihnen hier weh – und mal woanders, obwohl ein organisches Leiden nicht festzustellen ist. Besonders typisch ist, daß sie leicht ermüden und trotzdem unter erheblichen Schlafstörungen leiden. Die meisten sagen: Von all den vielen Erscheinungen sind Nervosität und schlechter Schlaf die schlimmsten.

Es gibt auch heute noch strenge Schulmediziner, die die vegetative Dystonie als Verlegenheitsdiagnose bezeichnen, weil keinerlei organische Veränderungen festzustellen sind. Die Fachärzte für Psychosomatik, die sich mit den Zusammenhängen zwischen Körper, Seele und Geist beschäftigen, sehen die Sache etwas ernster. Sie sprechen von einer Regulationsstörung im vegetativen Nervensystem, und sie unterscheiden drei große Erscheinungsformen. Es sind grobe Unterscheidungsmerkmale, und es gibt Dutzende von Untergruppen:

Die *Hypotone Regulationsstörung* macht sich in erster Linie durch einen zu niedrigen Blutdruck bemerkbar. Er liegt bei 110 bei Männern und unter 100 bei Frauen. Das hat körperliche und geistige Ermüdbarkeit zur Folge, gleichzeitig aber auch Schlafstörungen, Schwindelgefühle, Druck und Beklemmungsgefühl in der Herzgegend.

Die *Hypertone Regulationsstörung* ist gekennzeichnet durch das Gegenteil, nämlich durch einen zu hohen Blutdruck. Dieser vegetativ bedingte Bluthochdruck unterscheidet sich in einem wesentlichen Punkt von einem Hochdruck, der durch Verengung der Arterien entsteht. Bei Arterienverkalkung ist der Blutdruck ständig und gleichbleibend erhöht. Bei vegetativer Blutdruckerhöhung ist der Druck nicht dauernd zu hoch. Er verläuft in Wellenlinien. Er springt plötzlich nach oben. Dann sinkt er ebenso plötzlich wieder auf einen Normalwert. Die Folgen sind Herzjagen, rasender Puls, schneller und tiefer Atem, erweiterte Pupillen und marmorähnliche Hautflecken.

Die dritte Gruppe wird als *Vegetativ-endokrines Syndrom* bezeichnet. Diese Regulationsstörung kommt nur bei Frauen vor. Sie macht sich bemerkbar durch kalte Hände und Füße, marmorartige Hautflecken, Kopfschmerzen, Menstruationsbeschwerden, innere Unruhe und Schlafstörungen.

Schon vor rund zweitausend Jahren hat sich der chinesische Arzt *Hua T'o* Gedanken gemacht über dieses komplizierte Krankheitsbild. Er nannte es nicht *Vegetative Dystonie*, sondern *Die hundert Übel*.

Was Hua T'o damals gegen die hundert Übel empfahl, wird auch heute noch in China empfohlen: Morgens nach dem Aufstehen siebenmal die Übung des Tigers machen, abends vor dem Einschlafen den *Atem des Himmels* üben.

○ Die vollständige Tiger-Übung – und nicht nur die vereinfachte Grundform – geht so vor sich (siehe Abbildung Seite 41):
Aufrecht hinstellen, die Beine leicht gespreizt, einen Fuß ein wenig vor den anderen gesetzt. Jetzt den Oberkörper nach vorn beugen, den Kopf senken und zur Seite drehen.

Ob nach links oder rechts, das ist egal. Nur bitte nicht so weit vorbeugen, daß man aus dem Gleichgewicht gerät. Und den Kopf nur so weit drehen, wie es ohne Anstrengung geht. Denn in der chinesischen Heil- und Atemgymnastik soll nichts mit Anstrengung gemacht werden.
Die Hände werden leicht zu Fäusten geschlossen, die Arme nach unten ausgestreckt und schräg nach vorn gehalten. Wie ein Tiger, der zum Sprung ansetzt und die Vorderpfoten bereits vom Boden abgehoben hat.
Nun wird in Zeitlupe der Absprung weiter nachgeahmt. Als erstes atmet man tief ein und hält den Atem an. Dann wird der Oberkörper langsam aufgerichtet. Der Kopf dreht sich dabei nach vorn. Gleichzeitig heben sich die

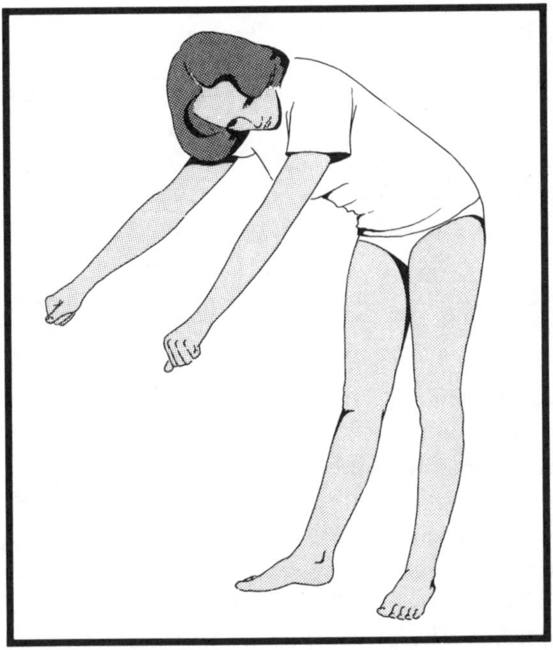

Arme bis etwas über Kopfhöhe – immer noch mit geschlossenen Fäusten.
Sobald der Körper aufgerichtet ist, wird der angehaltene Atem »verschluckt«. Man macht ganz einfach mit geschlossenem Mund eine Schluckbewegung. Zum Schluß die Fäuste öffnen und die Finger spreizen – wie ein Tiger, der die Krallen ausfährt. Und den Mund öffnen und den Atem ausstoßen – wie ein Tiger, der die Zähne fletscht, um seine Beute damit zu packen.
Nach alter chinesischer Überlieferung soll die Übung, wie gesagt, jeden Morgen siebenmal gemacht werden. Wenn Sie es einige Male geübt haben, wissen Sie, wie leicht es geht. Aber Sie müssen für sich selber herausfinden, in welchem Tempo Sie den Tiger nachahmen. Das ist bei jedem Menschen anders. Es richtet sich in erster Linie danach, wie lange man den Atem anhalten kann, ohne hinterher nach Luft schnappen zu müssen.
Beim »Verschlucken« des Atems wird auch heute noch eine Regel aus der uralten Religionsphilosophie des Taoismus befolgt. Man macht nicht nur eine Schluckbewegung in Mund und Hals, sondern denkt sich dabei, daß der verschluckte Atem wie ein Bissen Brot im Körper nach unten sinkt. Er sinkt durch das Zwerchfell und den Magen bis zu einer Stelle, die drei Daumenbreit unterhalb des Nabels liegt. Hier befindet sich nach alter chinesischer Überlieferung »Ch'i-hai«, der *Ozean des Atems.* Hier sammelt sich der Atem wie in einem Meer, bevor er wieder nach oben steigt und durch den Mund ausgeatmet wird.

Wenn es um die chinesischen Atemübungen geht und wenn wir es nach den alten, heute noch gültigen Vorschriften machen wollen, müssen wir uns ein wenig die chinesische Denkweise angewöhnen. Das gilt auch, wenn wir bei vegetativer Dystonie abends vor dem Einschlafen den *Atem des Himmels* üben. Es geht folgendermaßen:

Entspannt im Bett auf den Rücken legen. Durch die Nase einatmen, die Luft anhalten und verschlucken wie bei der Tiger-Übung.

Und nun verfolgen Sie bitte in Gedanken den Weg des Atems durch den Körper: zuerst nach unten in den *Ozean des Atems*, dann im Verlauf der Wirbelsäule nach oben in den Kopf. Von dort nach unten in die Brust und schließlich zum Mund, wo er ausgeatmet wird.
Sie werden auch diese Übung einige Male ausprobieren müssen, ehe Sie den für Sie richtigen Rhythmus herausgefunden haben, ohne aus der Puste zu geraten. Schließlich soll die Übung beruhigen und nicht in heftiges Atmen ausarten. Auch die Anzahl der Atemzüge müssen Sie individuell bestimmen. Zehn – das ist ein Anhaltspunkt. Anschließend ruhig auf dem Rücken liegenbleiben und normal weiteratmen.

Vielleicht werden Sie sagen: Der gedachte Weg des Atems durch den Körper ist ja nur Vorstellung, ist ja wirklich nur gedacht, bloße Phantasie.
Damit haben Sie recht. Aber wie sehr wir unseren Körper allein durch Gedanken beeinflussen können, wissen wir auch aus der westlichen Medizin. Denken Sie nur einmal an das Autogene Training.* Auch dabei werden körperliche Funktionen durch die Kraft der Gedanken gelenkt. Sogar das Herz, unser Lebensmotor, läßt sich durch gedankliche Vorgänge beeinflussen.

---

* Interessierten Lesern empfehlen wir die in der gleichen Reihe erschienenen Bände ht 466 »Selbsthilfe durch Autogenes Training« von Gerhard Jäger und ht 510 »Autogenes Training und Meditation« von Peter Knobloch, Humboldt-Taschenbuchverlag, München.

Herz und Kreislauf

Man kann sie in jedem Park sehen: Menschen, die Sport oder Gymnastik betreiben und damit etwas für ihre Gesundheit tun. Jogging oder einfach bloß laufen, Übungen an Trimm-dich- oder Fitness-Geräten.
Dieser Anblick gehört auch in chinesischen Parks zum Alltagsbild. Allerdings mit einigen wesentlichen Unterschieden: Die Menschen, die in den Parks in Peking, Schanghai oder sonstwo Gymnastik betreiben, machen nicht den Eindruck, als wollten sie unbedingt ins Schwitzen kommen. Ihre Bewegungen sind nie ruckartig, sondern langsam, fließend und ohne Stockung. Wenn wir Menschen aus der westlichen Hemisphäre so etwas sehen, denken wir unwillkürlich an Zeitlupe. Die Chinesen vergleichen den Rhythmus ihrer Gymnastik mit dem Wiederkäuen der Rinder.
Auffallend ist auch, daß die jüngeren Leute meistens in Gruppen üben. Ordentlich aufgestellt in Reih und Glied, was ein wenig an Militär erinnert.
Erstaunlich ist, daß in China so viele ältere Menschen ihre Gymnastik ebenfalls in aller Öffentlichkeit betreiben, wenn auch meistens nicht in Gruppen, sondern für sich allein.

Die gymnastischen Übungen der Älteren zielen in erster Linie darauf hin, die Harmonie des »Ch'i« zu erhalten. *Ch'i* – das ist ein chinesischer Begriff, den man nicht einfach mit einem deutschen Wort übersetzen kann. Eine umfassende, bis heute gültige Beschreibung dieses Begriffes stammt von dem Arzt und Philosophen *Wang Ch'ung*, der in den Jahren 27 bis 95 nach Christus lebte. Er sagte, *Ch'i* bedeutet Luft, Hauch, Atem, Energie, Lebenskraft. Lebenskraft hängt letzten Endes vom Herzen ab, das mit zunehmendem Alter schwächer wird und das Blut mit

geringerer Kraft durch den Kreislauf pumpt. Harmonie des *Ch'i* erhalten – das könnten wir also so übersetzen: etwas zur Gesunderhaltung von Herz und Kreislauf tun. Wie wichtig das bei uns im Westen ist, können wir an der Statistik ablesen. An Herz- und Kreislaufschäden sterben mehr Menschen als an Krebs. Patienten mit frühzeitigen Herz- und Kreislaufbeschwerden sind in der Überzahl. Es leiden mehr Menschen daran als an Rheuma, das fälschlicherweise als Volkskrankheit Nummer eins gilt, in Wirklichkeit allerdings das teuerste Volksleiden ist.
Gegen sämtliche Beschwerden, die mit dem Herzen und dem Kreislauf zusammenhängen, gibt es in der chinesischen Gymnastik drei Übungen. Sie helfen bei Herzklopfen bis zum Hals ebenso wie bei Herzschmerzen in der Brust. Sie sorgen dafür, daß das Herz ruhig und gleichmäßig schlägt. Sie normalisieren vor allem den Blutdruck, senken also einen zu hohen und erhöhen einen zu niedrigen.
Das klingt nach einer Art Wunderheilung. Deshalb muß hier eines klargestellt werden: Organische Herz- und Kreislaufschäden können auch durch die chinesische Gymnastik nicht geheilt werden. Aber die Übungen bieten einen Schutz vor funktionellen Störungen und vor allem vor einem frühzeitigen Alterungsprozeß.

○ Zur ersten Übung (siehe Abbildung Seite 46) setzt man sich am besten auf einen Stuhl mit gerader Rückenlehne.

Man sitzt kerzengrade aufrecht. Die Füße ruhen locker auf dem Fußboden, die Muskulatur der Beine ist entspannt.
Die Handflächen werden links und rechts auf die Sitzfläche des Stuhls gelegt. Jetzt drückt man mit den Händen auf den Stuhl, als wolle man sich hochheben. Erst sechsmal mit der linken Hand, dann sechsmal mit der rechten.

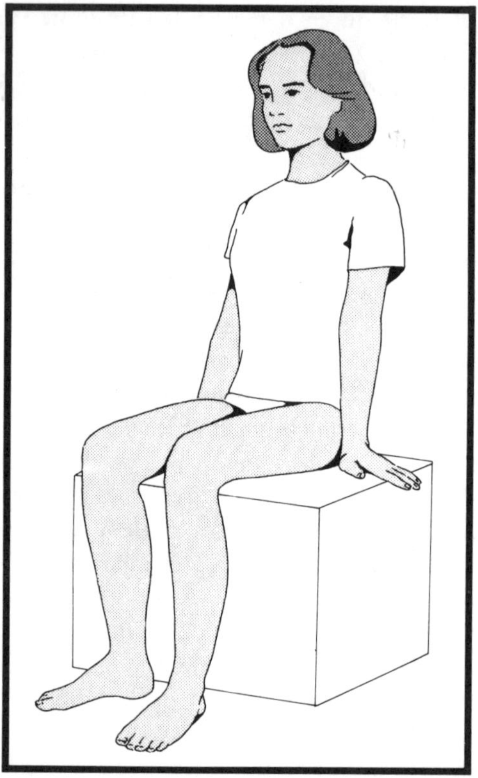

Dabei soll man sich nicht wirklich vom Stuhl hochheben, aber der Druck soll doch so kräftig sein, wie man es gerade verträgt, ohne sich anstrengen zu müssen.

○ Bei der zweiten Übung (siehe Abbildung Seite 47) streckt man die Hände abwechselnd senkrecht nach oben, als wolle man etwas hochheben. Die Chinesen sagen: Hebe die Hände, als wolltest du eine Schale Reis heben. Mit den Handflächen nach oben.

Auch das geschieht nach den alten Regeln sechsmal hintereinander, erst mit der linken, dann mit der rechten Hand.

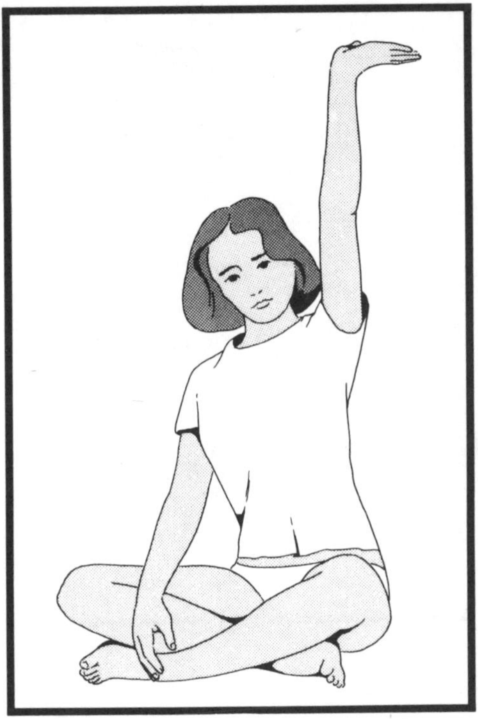

○ Für die dritte Übung (siehe Abbildung Seite 48) setzt man sich am besten auf den Fußboden. Man zieht das linke Bein an und umfaßt es am Knie mit beiden Händen. Man umklammert es regelrecht und preßt es siebenmal hintereinander zwischen den Händen fest zusammen.
Bei dieser dritten Übung kommt es wieder sehr auf den Atem an: Erst die Hände um die Knie legen, dann einatmen, die Luft anhalten, pressen, loslassen und ausatmen. Erst mit dem linken Knie, dann mit dem rechten.

Alle drei Übungen sollen vor dem Essen gemacht werden.

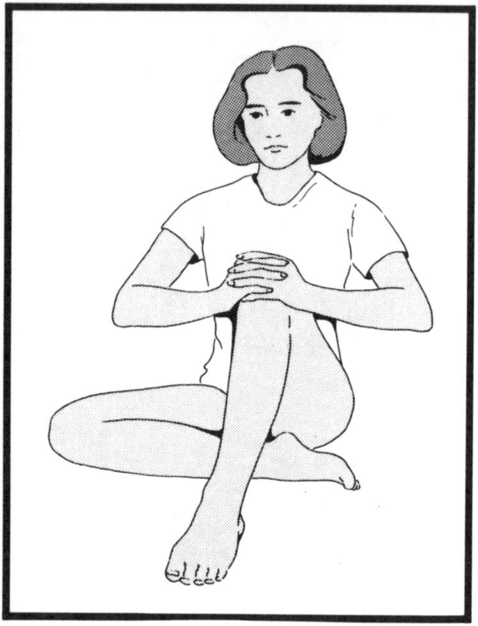

Und das hat seinen guten Grund. Vor dem Essen sind Herz und Kreislauf nicht durch die Verdauungsarbeit belastet. Das Blut muß keine neuen Nahrungsstoffe transportieren, und es muß keine Schlackenstoffe wegschaffen. Herz und Kreislauf befinden sich in einem Zustand der Ruhe. Sie sind aufnahmebereit für heilende Reize.

Daß diese Reize durch die chinesische Heilgymnastik vermittelt werden, ist von der Physiologischen Arbeitsgruppe der Ersten Medizinischen Akademie in Schanghai wissenschaftlich nachgewiesen worden.

Einatmen und Anspannen der Muskeln wecken einen Reiz im sympathischen Nervensystem. Die Fasern dieses Nervensystems wirken fördernd auf die Herztätigkeit.

Ausatmen und Lockerlassen der Muskeln geben einen

Reiz ins parasympathische Nervensystem. Die Nervenfasern dieses Systems wirken bremsend und hemmend auf die Herztätigkeit.
Wenn beides im Gleichgewicht ist, arbeitet das Herz normal. Es ist die Harmonie des Ch'i erreicht.
Bei den Übungen für Herz und Kreislauf kann nicht deutlich genug darauf hingewiesen werden, daß man sie ständig und regelmäßig machen muß. Es hat keinen Sinn, das alles mal ein paar Tage lang zu machen. Man muß es vielmehr in den Tagesplan mit einbeziehen wie Waschen, Haarekämmen und Zähneputzen.
Wir neigen dazu, immer erst dann etwas für unsere Gesundheit zu tun, wenn wir irgendwo Schmerzen haben. Die Chinesen meinen, daß man bereits vorher anfangen soll. Sie haben vermutlich recht. Denn Herzinfarkt und Schlaganfall als Folge von Herz- und Kreislaufstörungen sind dort seltener als bei uns.

Rheuma

Es gibt kaum ein anderes Leiden, das so rätselhaft ist wie Rheuma. Es tritt in so vielen verschiedenen Formen auf, daß die Ärzte schon nicht mehr einfach nur von *Rheuma* sprechen, sondern vom *rheumatischen Formenkreis*.
Das Wort *Rheuma* stammt aus dem Griechischen. Es bedeutet: Fluß, fließend, ziehend. Das ist in der Tat typisch für sämtliche Formen einer rheumatischen Erkrankung. Die Schmerzen sind ziehend. Sie fließen durch den Körper. Sie sind mal stärker und mal schwächer. Sie machen sich immer wieder in anderen Körperteilen bemerkbar. Sie wandern sozusagen.
Obwohl in der Medizin durchaus keine Einigkeit herrscht über die Einteilung der verschiedenen Rheumaformen, lassen sich zwei Unterschiede machen:

Es gibt einen Rheumatismus, der mit einer Entzündung verbunden ist. Diese Form kann akut auftreten. Nach einer Erkältung zum Beispiel. Oder nach Durchnässung. Das sind die häufigsten Ursachen. Der akute Rheumatismus wird in den meisten Fällen chronisch.
Als zweites kann Rheuma langsam und schleichend ohne erkennbare Ursache entstehen. Da hat man am Anfang nur so etwas wie einen leichten Muskelkater. Im Laufe der Zeit wird er immer schlimmer. Schmerzfreie Zeiten dazwischen täuschen nicht darüber hinweg, daß man sich in einem chronischen Zustand befindet.
Rheuma kann – muß aber nicht – mit Fieber einhergehen. Dann ist oft eine Infektion, ein Katarrh der oberen Luftwege oder eine Mandelentzündung die auslösende Ursache. Es bilden sich Antikörper gegen diese Krankheiten. Aber diese Antikörper machen sich erst zwei bis drei Wochen nach der Heilung mit hohem Fieber bis zu vierzig Grad und rheumatischen Schmerzen bemerkbar.
Rheumatisches Fieber kann gefährliche Folgen haben: Herzinnenhautentzündung, Entzündung des gesamten Herzbeutels oder einen bleibenden Herzklappenfehler.

Die am häufigsten auftretende Art des Rheumas – ob nun akut oder chronisch – befällt die *Gelenke.* Frauen leiden dreimal häufiger daran als Männer. An den kleinen Gelenken der Hände und Füße fängt es an. Ellenbogen-, Knie- und Schultergelenke folgen.
Das Bindegewebe an den Gelenken ist teigig und geschwollen. Befallen wird auch das Bindegewebe in der Umgebung der Gelenke. Im Verlauf des Leidens bleibt es nicht bei der Schwellung. Es entstehen Knötchen in der Unterhaut. Das kranke Bindegewebe beginnt zu wuchern. Die Sehnenscheiden werden befallen. Die Gelenkkapseln werden allmählich zerstört, und es kommt zu Deformationen.

Zweithäufigste Art ist das *Muskelrheuma.* Hier machen sich die rheumatischen Schmerzen hauptsächlich in den Schultern und im Rücken bemerkbar. Sie können sich aber auch überall dort einstellen, wo es Muskeln gibt – und das ist ja praktisch überall am Körper.

Rheuma ist keine direkt lebensbedrohende Krankheit. Doch es ist ein unheimliches Leiden, weil niemand weiß, was bei Rheuma im Organismus vor sich geht. Als wahrscheinlich gilt heute, daß es mit einer biochemischen Veränderung in den Zellen anfängt. Das löst eine Störung im Abwehrsystem aus. Die Abwehrkörperchen, die »Polizei« des Körpers, richten sich plötzlich gegen den eigenen Organismus und greifen das eigene Gewebe an.

Diese Theorie gilt als wahrscheinlich, weil man sogenannte *Lysosomen* gefunden hat. *Lysosomen* werden bei bestimmten Fehlreaktionen aus den weißen Blutkörperchen freigesetzt. Man kann sie als die Selbstmörder der Zellen bezeichnen.

Es gibt Dutzende von anderen Theorien – und es gibt Dutzende von Medikamenten: die verschiedensten Antirheumatika, von denen fast alle bei längerem Gebrauch schädliche Nebenwirkungen haben. Es gibt durchblutungsfördernde Salben, spezielle Wärmetherapie, Krankengymnastik und Fangopackungen. Manche Ärzte raten bereits bei den ersten Anzeichen zu einer Operation und zu einem künstlichen Gelenk.

Nur: Es gibt keine Möglichkeit, das gestörte biochemische Gleichgewicht in den Zellen zu »entstören«, *Professor Dr. A. Evers*, Rheumaspezialist aus Bad Nenndorf gibt es unumwunden zu: »Mit einer medikamentösen Beeinflussung können nur die Symptome des Schmerzes und und der Entzündung unterdrückt werden. Eine ursächliche Behandlung ist bis heute nicht möglich.«

Das heißt, wer Rheuma hat, muß versuchen, so gut wie möglich damit zu leben. Die chinesische Heilgymnastik kann dabei helfen. Denn Rheuma ist keine moderne Zivilisationskrankheit. Auch die Chinesen litten vor tausend und mehr Jahren unter rheumatischen Schmerzen. Sie erkannten sogar schon damals, was heute wissenschaftlich erwiesen ist: Rheuma hat etwas mit dem Klima und dem Wetter zu tun. In den *kung-fu*-Übungen, die auf uralte chinesische Bauernweisheit zurückgehen und im 13. Jahrhundert von dem französischen Missionar *Joseph Marie Amiot* erforscht wurden, heißt es deshalb:

○ Wenn die Kälte aufhört und die Wärme anfängt, soll man sich zur Übung hinsetzen und die Hände im Schoß falten (siehe Abbildung unten). Die Hände fünfmal fest zusammenpressen und dabei den Körper nach links und nach rechts drehen. Atmen.

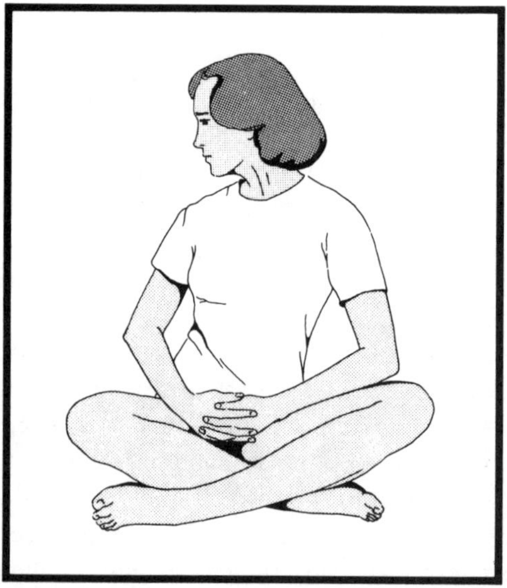

Diese etwas knappen überlieferten Anweisungen lesen sich heute auch in China etwas ausführlicher und genauer: Mit dem Übergang von Kälte zu Wärme ist nicht wie früher der Frühling gemeint, wenn Rheuma sich besonders stark bemerkbar macht. Die Übung sollte bei jedem Wetterumschwung von kalt auf warm gemacht werden, während des ganzen Jahres.
Man kann sich wie die Chinesen im Schneidersitz hinsetzen. Man kann aber auch bequem in einem Sessel sitzen, denn die typisch aufrechte Haltung wie beim Schneidersitz ist bei dieser Übung nicht erforderlich.
Das Händezusammenpressen, Körperdrehen und Atmen geht so vor sich: Erst liegen die gefalteten Hände locker im Schoß. Dann dreht man den Körper nach rechts und atmet dabei ein. Die Hände bleiben dabei im Schoß liegen, die Drehung erfolgt nur, soweit es ohne Anstrengung geht.
Jetzt die Hände zusammenpressen und kräftig ausatmen.
Die Hände lockern, den Körper nach links drehen und dabei wieder einatmen.
Hände erneut zusammenpressen und den Atem nach links ausstoßen.
Das alles wird fünfmal wiederholt, und zwar dreimal am Tag.

○ Die zweite Übung (siehe Abbildung Seite 54) wird als *Ende der Hitze* bezeichnet. Sie wird immer dann durchgeführt, wenn auf warmes Wetter kaltes folgt, vor allem also im Herbst.
Zu dieser Übung müssen Sie aufrecht sitzen. Entweder im Schneidersitz oder aufrecht auf einem Hocker. Man legt sich beide Hände auf den Rücken, etwa in Höhe der Nieren. Wenn es geht, etwas höher, also in Richtung zu den Schulterblättern. Dazu ein Tip: Sie müssen die Hände nicht mit den Hand*flächen* auflegen. Aber versuchen Sie es mit den Hand*rücken*. Das geht einfacher.

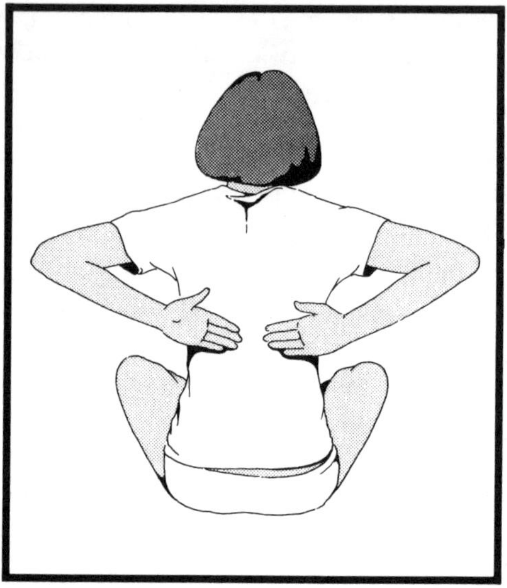

Und nun siebenmal hintereinander leicht gegen den Rükken klopfen. Fünfmal am Tag. Dabei den Kopf möglichst nach oben halten und leicht und locker atmen.
Beide Übungen zielen darauf hin, Muskelverspannungen zu lösen. Solche Verspannungen gibt es bei jeder der vielen Rheumaarten. Manchmal bestehen sie mehr in den Armen und Schultern. Dann hilft vorwiegend die erste Übung. Manchmal herrschen die Verspannungen im Rücken und in den Beinen vor. Dann sollte die zweite Übung bevorzugt werden.

○ Eine dritte Übung (siehe Abbildung Seite 55) beeinflußt die Muskeln von Ober- und Unterkörper gleichermaßen. Und sie wirkt auch auf die Gelenke. Sie heißt *Der Tiger verläßt vorsichtig sein Versteck.* Dabei bewegt man sich auf Händen und Füßen einige Male vorwärts und rückwärts. Zwölfmal am Tag vorwärts und zwölfmal rückwärts.

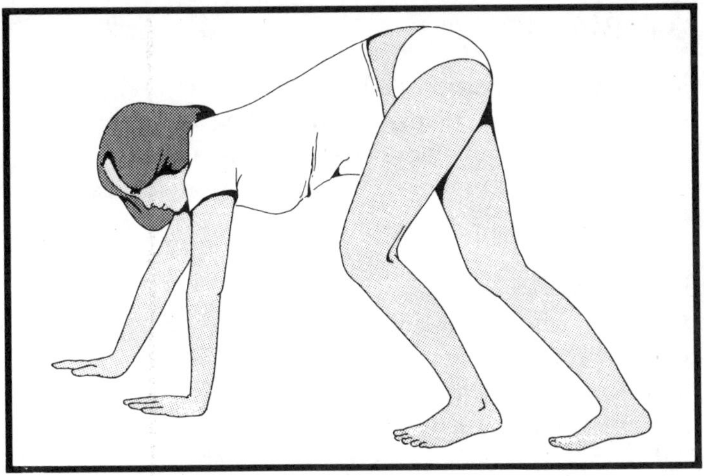

Vielleicht kommt man sich beim erstenmal etwas komisch vor, wenn man auf allen vieren durch sein Wohnzimmer geht. Aber wer es einige Male gemacht hat, wird zugeben, daß er hinterher tatsächlich eine Lockerung in sämtlichen Muskeln und Gelenken spürt.

Unsere modernen Behandlungen wollen und können bei Rheuma nichts anderes erreichen als Lockerung von Verspannungen und damit Befreiung von Schmerzen. Die verschiedenen Wasseranwendungen, Massagen, Kur-Gymnastik unter Anleitung – alle Maßnahmen wollen dasselbe erreichen. Und die chinesische Gymnastik, heute angewendet, soll sie auch nicht ersetzen. Aber sie kann sie ergänzen und sie hat den Vorteil, daß man sie jederzeit zu Hause ohne fremde Hilfe durchführen kann. Immer dann, wenn sich die rheumatischen Schmerzen bemerkbar machen. Und natürlich auch zur Vorbeugung.

Es sieht so aus, als hätten die Chinesen schon damals gewußt, daß man bei Rheuma nicht mehr tun kann. Sicherlich war das schon damals eine schmerzliche Erkenntnis.

Verdauung

»Was haben Sie gegessen?« Das ist die erste Frage des Arztes, wenn ein Patient mit Verdauungsbeschwerden kommt. Aber verdorbenes Essen steht heute längst nicht mehr an der Spitze der Ursachen für Verdauungsbeschwerden. Deshalb muß ein gründlicher Arzt weitere Fragen stellen: »Haben Sie private Sorgen? Fühlen Sie sich im Beruf überlastet? Haben Sie Angst vor der Zukunft? Halten Sie sich eher für einen fröhlichen Menschen? Werden Sie nachts manchmal von Träumen aufgeweckt?«
Psychische Ursachen stehen heute bei Verdauungsbeschwerden im Vordergrund. Ängste und Sorgen als Begleiterscheinungen unseres modernen Lebens.
Auch eine andere Ursache für sehr viele Verdauungsstörungen hat mit dem Essen selber sowenig zu tun wie die psychischen Vorgänge: Die meisten von uns sitzen zuviel. In der Schule, im Beruf, zu Hause, in Urlaub und Freizeit. Durch die vorwiegend sitzende Haltung entstehen Stauungen. Der Speisebrei kann in Magen und Darm nicht ungehindert weitertransportiert werden, das Blut kann in diesem Bereich nicht ungehindert fließen.
Die Folgen sind unterschiedlich. Der eine leidet an Blähungen und Verstopfung, der andere an Durchfall. Es kann zu Aufstoßen und Sodbrennen kommen. Das Allgemeinbefinden ist schlecht. Druck oder sogar Schmerzen erinnern einen dauernd daran, daß mit der Verdauung etwas nicht stimmt. Was natürlich ungünstig auf die psychische Verfassung zurückwirkt.

Als in China vor Jahrtausenden die ersten Grundübungen der Heilgymnastik entwickelt wurden, kannten die Menschen nur eine einzige Ursache für schlechte Verdauung: verdorbenes Essen. Psychische Belastungen, die sich über die Nervenbahnen auf die Verdauung auswirken, waren

unbekannt. In den alten Schriften, die noch erhalten sind, ist jedenfalls nicht davon die Rede. Auch eine vorwiegend sitzende Lebensweise gab es damals nicht. Die meisten Chinesen arbeiteten als Bauern oder Soldaten. Sie hatten genug Bewegung.
Obwohl also weniger Ursachen vorhanden waren als heute, müssen Verdauungsstörungen eine große Rolle gespielt haben. Denn allein in dem alten medizinischen Werk »Pen-ts'ao« gibt es rund ein Dutzend verschiedene heilgymnastische Anleitungen. Nach modernen Überprüfungen, vor allem im 1957 gegründeten Atemtherapeutischen Sanatorium in Schanghai, sind zwei Übungen wichtig. Diese beiden Übungen helfen auch bei sehr schweren und chronischen Verdauungsstörungen. Das Sanatorium konnte auch bei angeblich hoffnungslosen Fällen noch eine Heilung bei 66,6 Prozent der Fälle erreichen.

○ Zur ersten Übung, die *Kleine Kälte* heißt, muß man sich im Schneidersitz auf den Fußboden setzen (siehe Abbildung Seite 58). Mit der linken Hand umfaßt man den linken Fuß. Die rechte Hand wird mit der Handfläche nach oben gestreckt, als würde man darauf ein Tablett tragen. Dabei wird der Kopf so zur Seite gelegt, daß man zur rechten Hand nach oben blickt.
Eine Minute lang bleibt man in dieser Haltung sitzen. Während dieser Zeit soll achtmal ein- und ausgeatmet werden, ganz leicht und flach. Durch die Nase ein- und durch den Mund ausatmen.
Danach wird die Seite gewechselt: Die rechte Hand umfaßt den rechten Fuß. Die linke Hand wird nach oben gestreckt und angesehen. Wieder im Laufe einer Minute achtmal flach atmen.
Von einer Seite zur anderen wird fünfmal gewechselt. Die ganze Übung dauert also fünf Minuten. Es ist darauf zu achten, daß man sich in der Körperhaltung nicht ver-

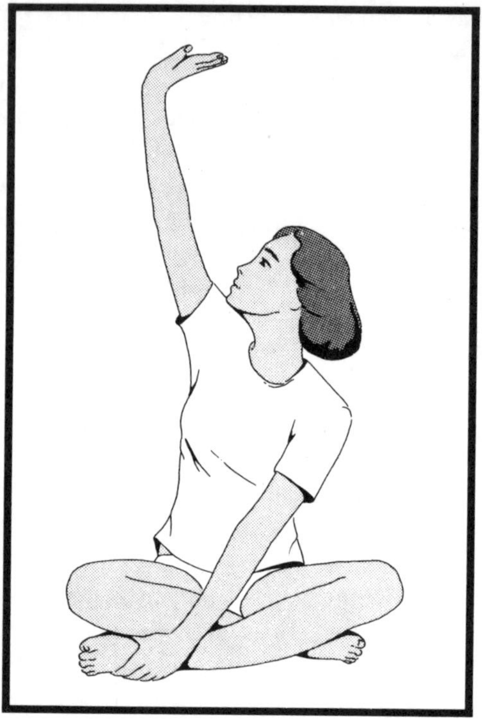

krampft. Man soll locker sitzen, die Muskeln sollen sich nicht verspannen.

○ Die zweite Übung (siehe Abbildung Seite 59) heißt *Reine Klarheit*. Dabei steht man aufrecht und tut so, als würde man mit Pfeil und Bogen schießen. Zuerst nach links: den Pfeil mit der rechten Hand nach rechts ziehen und damit den Bogen spannen. Dabei einatmen. Den Pfeil loslassen und mit ihm, sowie er davonfliegt, ausatmen. Dasselbe macht man anschließend mit dem gedachten Bogen und dem gedachten Pfeil nach rechts. Fünfmal in jede Richtung.

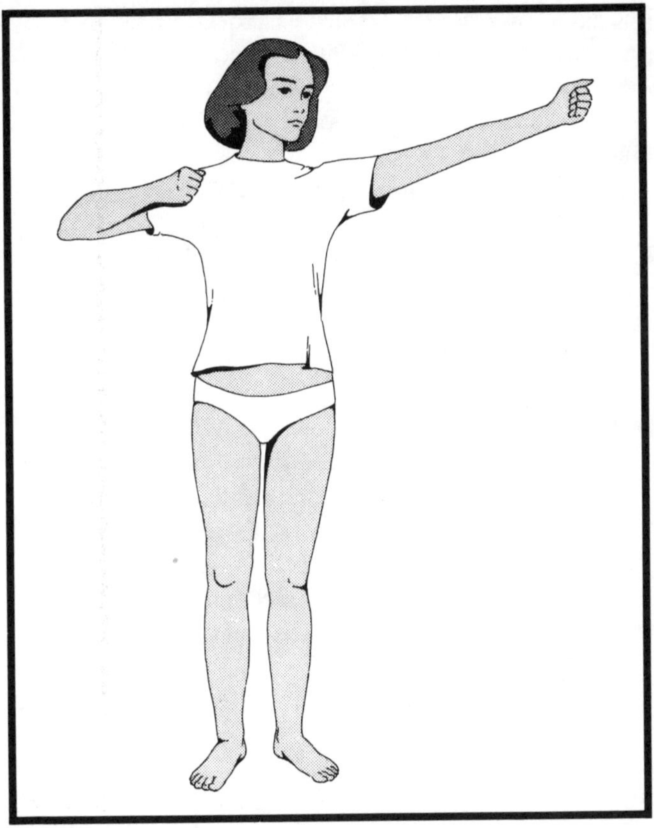

Als *Faustregel* gilt, daß die beiden Übungen *nach jedem Essen* durchgeführt werden sollen. Also immer dann, wenn die Verdauungsorgane Nahrung bekommen haben und zu arbeiten beginnen.
Die Ärzte im Atemtherapeutischen Sanatorium in Schanghai haben herausgefunden, daß die Wirkung verbessert werden kann, wenn die Übungen nach einer gewissen Zeit wiederholt werden.

Die »gewisse Zeit« richtet sich nach dem, was man gegessen hat. Der richtige Zeitpunkt liegt etwa in der Mitte der Zeitspanne, die die Nahrung braucht, um in Magen und Darm verdaut zu werden, wobei diese Zeitspanne je nach Nahrungsmittel anders ist:

- Wildfleisch, Reis und Gemüse zum Beispiel brauchen anderthalb Stunden.
- Bei gekochtem Fisch, Geflügel und Schinken, bei Kartoffeln, Mehlspeisen, Nudeln und Brot dauert es rund zwei Stunden, bis sie verdaut sind.
- Gebratenes Fleisch, hartgekochte Eier, Kohl und Fett benötigen drei Stunden.
- Am längsten dauert es bei Aal, Mandeln, Rosinen, rohem Steinobst, Pilzen und Hülsenfrüchten. Sie sind erst nach vier bis fünf Stunden verdaut.

Wenn man sich normal ernährt, besteht eine Mahlzeit nicht nur aus einem einzigen Nahrungsmittel, also zum Beispiel nicht nur aus Reis oder nicht nur aus hartgekochten Eiern. Wir ernähren uns ja mit einer gemischten Kost. Für die chinesische Gymnastik genügt es, sich nach dem jeweiligen Hauptbestandteil der Nahrung zu richten. In der Mitte der angegebenen Verdauungszeiten macht man dann die Übungen.

○ Es gibt noch eine weitere Übung (ohne Abbildung), die man zu jeder beliebigen Zeit zwischendurch machen kann. Man atmet nicht zu tief ein, hält den Atem an und zieht für einen Augenblick den Bauch ein.
Dann in einem Stoß ausatmen und die eingezogene Bauchdecke nach vorn schnellen lassen.
Durch diese Übung wird die Bauchmuskulatur ziemlich stark beansprucht. Man sollte sie deshalb nicht zu oft machen. Sobald man merkt, daß die Bauchdecke spannt, hört man auf. Man wiederholt erst dann, wenn keine Spannung mehr spürbar ist.

Sie sehen immer wieder, daß bei chinesischer Gymnastik vor Überanstrengung gewarnt wird. Das gilt erst recht dann, wenn es um sehr feine und sehr empfindliche und sehr leicht verletzbare Organe geht. Dazu gehören die hauchdünnen Lungenbläschen, von denen Gesundheit oder Krankheit der Atemwege abhängt.

Bronchitis

Unter den Krankmeldungen bei der Allgemeinen Ortskrankenkasse (AOK) stehen Erkrankungen der Atemwege an erster Stelle. Jährlich müssen deswegen mehr als zehntausend frühzeitige Rentenanträge bewilligt werden. Rund zwanzigtausend Menschen sterben daran.

Früher sprach der Arzt bei diesem Krankheitsbild von Bronchitis. Die typischen Anzeichen sind Atemnot, Reizhusten, ein unangenehmes Gefühl hinter dem Brustbein und Auswurf.

Die Bronchien sind die kleinen und kleinsten Verästelungen der Luftröhre im Brustraum und in der Lunge. Wenn die Bronchien entzündet sind, werden sie mehr oder weniger blockiert, mehr oder weniger undurchlässig für die Atemluft.

Die früher häufigsten Ursachen einer Bronchitis waren eine Erkältung, Rauchen oder eine Allergie.

Heute weiß man jedoch, daß längst nicht immer eine Entzündung die Ursache ist. Sehr oft treten die Beschwerden auch ohne Entzündung auf. Schuld daran ist nach Ansicht der Fachleute die durch die Umweltvergiftung verschmutzte Luft. Sie sprechen dann nicht mehr von Bronchitis, sondern von CURS. Das heißt »chronisches unspezifisches respiratorisches Syndrom«. Sinngemäß übersetzt: chronische, nicht genau zu beschreibende Erkrankung der Atemwege.

Ob nun Entzündung oder CURS – für den Arzt ist es wichtig zu wissen, wie hoch die Widerstände in den Atemwegen eines erkrankten Menschen sind. Mit der Phletysmographie kann das ermittelt werden. Bei dieser Untersuchung sitzt man in einer Kabine und atmet durch einen Schlauch ganz normale Luft ein. Neben der Kabine steht eine komplizierte Skala, auf der abgelesen wird, welchen Widerstand die Atemwege der ein- und ausgeatmeten Luft entgegensetzen. Anschließend weiß der Arzt, wie es mit der Lunge und mit den Atemwegen, also mit den Bronchien aussieht.
Allerdings muß gesagt werden, daß nur im Frühstadium eine Hoffnung auf Heilung besteht. Die üblichen Maßnahmen sind Bettruhe, heiße Bäder, schweißtreibender Tee aus Lindenblüten, schleimlösende Medikamente, sogenannte Sekretolytika, entzündungshemmendes Hormon der Nebennierenrinde, Antibiotika, schlimmstenfalls ein Luftröhrenschnitt.
Wenn der Zustand über viele Jahre chronisch geworden ist, kann die Medizin zwar lindern, aber nicht mehr heilen. Früherkennung und Frühbehandlung sind also wichtig.
Auch in China kennt man das Problem. Besonders in gefährdeten Gebieten mit viel Industrie und der entsprechenden Umweltverschmutzung. Gerade dort wird die Belegschaft der Fabriken zu regelmäßigen heilgymnastischen Übungen in frischer Luft angehalten. Der oberste Grundsatz lautet, daß richtig trainierte Atemwege sich nicht entzünden und sich auch nicht aus anderen Gründen verengen können. Dem normalen Atemstrom setzen sie dann auch keinen erhöhten Widerstand entgegen.

Es ist nur eine Übung erforderlich. Aber sie hat mehrere Abläufe, die man sorgfältig einstudieren muß, bis man sie wie im Schlaf beherrscht.

○ Setzen Sie sich im Schneidersitz auf den Fußboden. Stützen Sie die linke Hand aufs linke Knie. Umfassen Sie den linken Ellbogen mit der rechten Hand (siehe Abbildung unten).

Zuerst nur locker umfassen und dabei einatmen. Dann den Druck verstärken und ausatmen. Denken Sie dabei an einen Blasebalg, mit dem Sie die Luft herausdrücken. Atmen Sie restlos und gründlich aus. Aber halten Sie die Schultern dabei ruhig und aufrecht. Sie dürfen nicht in sich zusammensacken, was jedoch in dieser Haltung auch kaum möglich ist. Deshalb wurde sie ja von den modernen chinesischen Ärzten aus der uralten Tradition übernommen.
Atmen Sie auf diese Weise fünfmal hintereinander. Wechseln Sie dann zur rechten Seite. Wieder fünfmal drücken und atmen.

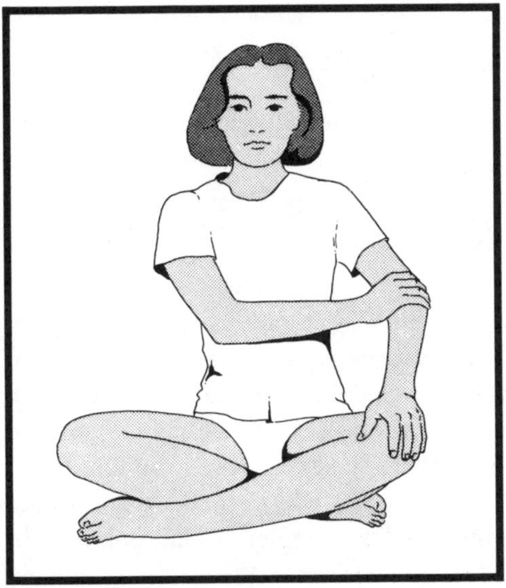

Stützen Sie anschließend beide Hände auf die Knie und betätigen Sie nun den Kopf als einen gedachten Blasebalg. Den Kopf nach hinten in den Nacken beugen und einatmen. Den Kopf nach vorn auf die Brust senken und ausatmen. Dabei die Arme gestreckt halten, und die Schultern dürfen sich nicht bewegen. Fünfmal wird das gemacht.
Für die nächste Station im Ablauf dieser Übung bleiben Sie so sitzen. Halten Sie den Kopf ruhig und aufrecht – und atmen Sie bloß fünfmal hintereinander ein und aus. Jedesmal, wenn Sie eingeatmet haben, halten Sie den Atem für ein paar Augenblicke an und schlucken Sie dreimal. Stellen Sie sich dabei vor, daß der Atem tief in Ihren Körper hinabsinkt – bis unterhalb des Bauchnabels.

Über derartige Gedanken während der chinesischen Übungen wird hier im Westen gestritten. Die Kritiker sagen: Was sollen diese gedanklichen Vorstellungen denn schon bewirken? Sie sind ein Rest aus uralter Zeit, als die Heilgymnastik in China noch viel mit Philosophie und Religion zu tun hatte. Heute können wir so etwas vergessen.
Wenn man dagegen an das moderne Autogene Training denkt, kommt man zu einem anderen Ergebnis. Auch beim Autogenen Training werden bestimmte organische Funktionen allein durch gedankliche Vorstellungen beeinflußt.

Kommen wir zum letzten Teil unserer Übung. Er besteht aus der Kombination von Ellenbogen-Anfassen und Kopf-Bewegen. Sie müssen also drei Dinge gleichzeitig tun: lockerer Griff an den Ellenbogen, Kopf nach hinten neigen, einatmen – fester Griff, Kopf nach vorn, dabei ausatmen.
Auch das fünfmal hintereinander mit beiden Ellenbogen. Wer nicht gerade in einer Gegend mit hoher Luftver-

schmutzung lebt, braucht diese Übung mit all ihren Abläufen nur einmal am Tag zu machen, und zwar morgens gleich nach dem Aufstehen. So werden die ersten Schlacken abtransportiert und ausgeatmet, die sich in den Bronchien befinden. Zweitens werden die Bronchien elastisch, sozusagen fit für den Tag gemacht.
Großstädter und vor allem Menschen, die in Industriegebieten leben, sollten abends noch einmal üben. Wenn möglich, auch noch einmal während der Mittagspause.
Daß die Schultern während der ganzen Übung ruhiggehalten werden sollen, erklären die Chinesen so: Man kommt sonst ins Keuchen. Außerdem ist bei ruhiger Schulterhaltung der gesamte Brustraum frei. Die Bronchien und die Lungenflügel werden nicht durch einen mechanischen Druck von außen eingeengt oder behindert.
Jeder weiß, daß vorbeugen besser ist als heilen. Es ist auf der anderen Seite eine Tatsache, daß die allermeisten Menschen sich erst dann mit ihrer Gesundheit beschäftigen, wenn sich die ersten Störungen einstellen. Im Falle von Erkrankungen der Atemwege gibt es da eine tröstliche Nachricht. Die Sanatorien für Atemtherapie melden übereinstimmend erhebliche Besserung sogar bei Schwerkranken. Wer also sofort und unverzüglich auf die ersten Alarmzeichen reagiert, braucht die Hoffnung nicht aufzugeben.

Hals, Nase und Ohren

Die allermeisten von uns haben schon einmal chinesische Gymnastik gemacht, ohne es überhaupt zu wissen. Zum Beispiel in einem Flugzeug während des Starts oder der Landung. Oder in einem Hochhaus-Fahrstuhl, der mit hoher Geschwindigkeit nach oben oder unten saust. Oder im Auto im Gebirge auf einer Strecke mit großen Höhenunterschieden.

Da »schaltet« es in den Ohren auf einmal um. Man hört seine Umgebung nur noch wie durch einen Schleier. Es ist wie ein Gefühl der Taubheit.
Unwillkürlich faßt man sich an die Ohren und drückt dagegen. Wer sich auskennt mit diesem »Ohren-Umschalten«, schließt außerdem den Mund und schluckt ein paarmal.
Was man da instinktiv macht, ist eine Übung aus der chinesischen Gymnastik. Sie ist nicht perfekt nach den Regeln durchgeführt. Aber das ist auch nicht nötig. Man will damit ja nicht gezielt gegen eine Krankheit vorgehen, sondern nur einem momentanen Übel begegnen, das die Ohren betrifft.
Vielleicht hat es bei den chinesischen Bergvölkern einmal genauso angefangen. Wir können es nur vermuten, denn Aufzeichnungen darüber gibt es nicht.
Aber auch damals mußten die Menschen auf der Jagd in den Bergen Höhenunterschiede überwinden. Dabei ändert sich der Luftdruck auf das Trommelfell: Das Ohr »schaltet um« – man drückt dagegen. Welche Wirkung damit auf den gesamten Bereich von Ohren, Hals und Nase ausgeübt werden kann, wurde erst entdeckt, als Mönche und Laienärzte allmählich eine medizinische Wissenschaft entwickelten.
Daß Ohren und Nase keine getrennten Organe sind, sondern direkt mit dem Rachen, also dem Hals in Verbindung stehen – daß alle drei also als Einheit betrachtet werden müssen, war in China schon sehr früh bekannt. Seit mehr als zweitausend Jahren, sagt die heutige »Akademie der traditionellen chinesischen Medizin«. Sie verweist auf alte Aufzeichnungen mit dem Titel »Huangdi Nei Jing«. Alle entsprechenden Behandlungen, die darin vorgeschrieben werden, betreffen nie Hals, Ohren oder Nase allein, sondern immer alle drei zusammen. Eine erstaunliche Übereinstimmung mit unserer modernen Medizin,

die ebenfalls in Hals, Nase und Ohren einen Gesamt-Fachbereich sieht.
Die Nase bildet den oberen Anfang der Luftröhre, die im Halsbereich weiterführt zur Lunge. Die Ohrtrompete endet im Rachenraum. Es bestehen also nach allen Seiten offene Verbindungen. Wenn ein Teil erkrankt, können Krankheitskeime sehr leicht in den anderen eindringen.
So kann eine Mandelentzündung auf die Ohren schlagen, eine Nebenhöhlenentzündung in der Nase kann das Gehör beeinträchtigen oder das Lymphsystem im Hals schädigen, bei einer Entzündung im Ohr können Infektionskeime in den Hals wandern.
Die möglichen Erkrankungen in diesem Bereich und die Querverbindungen sind so vielzählig und vielfältig, daß auch der einzelne Facharzt für Hals, Nase und Ohren sie kaum überschauen kann und deshalb in vielen Fällen einen – oder auch mehrere – Kollegen zu Rate ziehen muß.
Die chinesische Heil- und Atemgymnastik maßt sich nicht an, solch komplexe Krankheitsbilder auf Anhieb und mit Sicherheit heilen zu können. Daß jedoch erstaunliche Besserungen erzielt werden können, wurde vor allem am Atemtherapeutischen Sanatorium von Tangschan bewiesen.

Doch in erster Linie geht es um die Vorbeugung. Deshalb lernen in China die Kinder in der Schule, wie sie Hals, Nase und Ohren vor Krankheiten schützen können:

○ Man sitzt, wie in China üblich, im Schneidersitz (siehe Abbildung Seite 68). Der Oberkörper ist aufgerichtet, die Augen sind geschlossen, die Arme nach oben gestreckt, die Hände locker geöffnet.
Bei geschlossenem Mund wird nun Speichel gesammelt. Das geschieht, indem man die Zunge hin- und herbewegt und den Speichel umwälzt, bis man ein plätscherndes Geräusch hört.

Im alten China sagte man, das plätschernde Geräusch sei der Beweis dafür, daß nun die Geister und Götter zusammengerufen seien. Die heutigen Ärzte sehen das etwas nüchterner. Für sie ist es der Beweis, daß sich genug Speichel angesammelt hat.

Nun wird der Speichel hinuntergeschluckt.

Warum das helfen soll, wird verständlich, wenn man es einmal als »Reinigungs-Übung« bezeichnet. Der Speichel sammelt Fremdkörperchen aus Nase und Ohren, die sich im Halsbereich festgesetzt haben. Er spült sie weg.

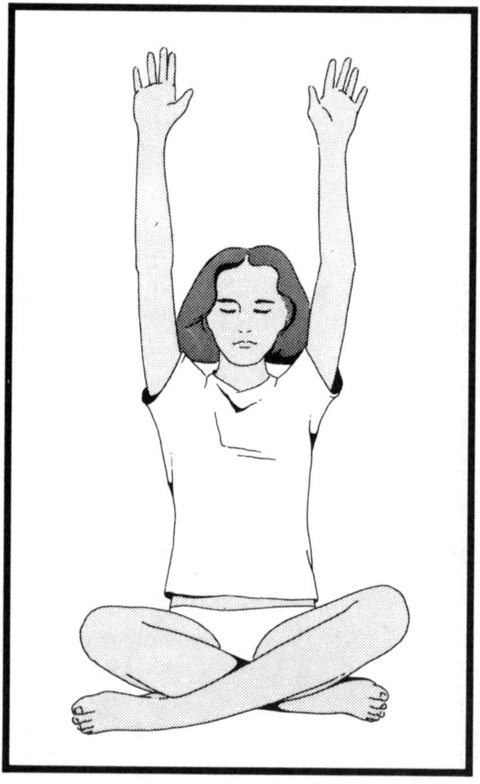

Aber es steckt noch mehr dahinter. Es hat etwas mit der Akupunktur zu tun: In der westlichen Akupunktur werden Punkte innerhalb des Mundes nicht behandelt. *Professor Johannes Bischko* von der Universität Wien, einer der bedeutendsten Akupunktur-Ärzte des Westens, weist ausdrücklich darauf hin, daß vor allem Schleimhäute nicht mit Nadeln behandelt werden. Die Chinesen, die da etwas wagemutiger – oder auch waghalsiger – sind, kennen jedoch solche Punkte. Der eine liegt im Zahnfleisch über den oberen Schneidezähnen, der andere hinten im Rachen, und zwar unterhalb der Zunge. Akupunktiert wird hier bei schweren Hals-, Nasen- und Ohrenleiden, um die Ausscheidung von Krankheitskeimen anzuregen und zu beschleunigen.

Beim Umwälzen des Speichels werden diese Punkte automatisch mit berührt und stimuliert, wenn auch nicht auf so drastische Weise wie bei einer Akupunktur.

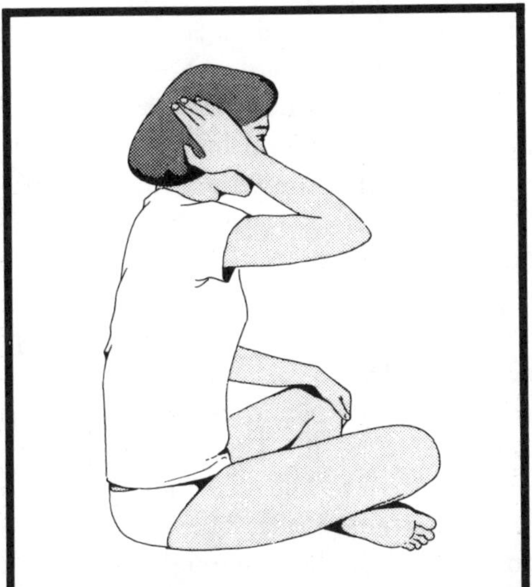

○ An die »Speichel-Übung« schließt sich die »Trommel-Übung« an (siehe Abbildung Seite 69). Sie soll lockern und lösen und frei machen.
Man bleibt im Schneidersitz und legt sich zunächst die rechte Handfläche auf das rechte Ohr. Die Ohrmuschel wird fest gegen den Kopf gedrückt. Die ausgestreckten Finger liegen jetzt auf dem Hinterkopf.
Nun legt man den Zeigefinger auf den Mittelfinger und schnippt ihn kräftig gegen den Kopf. Dabei hört man einen hallenden Ton – eben einen Trommelschlag.
Wer diese Übung zum erstenmal macht, sollte durch leichtes Verschieben der Finger nach oben und nach unten erst herausfinden, wo die richtige Stelle liegt, nämlich dort, wo der Hall am stärksten ist. Wie bei einer Trommel ist er das in der Mitte und nicht am Rand. Es wird zwölfmal kurz hintereinander getrommelt. Anschließend zwölfmal mit der linken Hand auf der linken Seite.

Während einer Übungsfolge wird zwischen beiden Übungen fünfmal gewechselt. Nur so ergibt sich ein sinnvoller Rhythmus: erst reinigen mit dem Speichel – dann lockern und lösen mit dem Trommeln – wieder reinigen – wieder lockern – und zum Schluß noch einmal reinigen.
Zur Vorbeugung sollte die Übungsfolge einmal am Tag gemacht werden. Die chinesischen Atemtherapeuten geben ausdrücklich an, daß es dabei auf die Tageszeit nicht ankommt. Wichtig ist nur, daß der Körper sich in einem Zustand der Ruhe befindet und nicht noch angespannt von der Arbeit ist – oder bereits angespannt im Hinblick auf kurz bevorstehende Arbeit. Wichtig ist ebenfalls, daß man sich in Gedanken auf die Übung konzentriert und an nichts anderes denkt. Die gedankliche Konzentration spielt fast immer eine Rolle. Manchmal, wie in diesem Fall, kann man sich den Zeitpunkt für die Übungen aussuchen. Man übt dann, wenn es einem am besten paßt.

Rückenschmerzen

Jeder von uns hat schon einmal Rückenschmerzen gehabt. Man wacht morgens damit auf, weil man schlecht gelegen hat. Oder der Rücken schmerzt, weil man sich körperlich zuviel zugemutet hat. Oder die Rückenschmerzen stellen sich plötzlich nach einer ungeschickten Bewegung ein. Oder sie kommen, weil man zu lange auf einem unbequemen Stuhl gesessen hat.
Es gibt Dutzende von Möglichkeiten, warum man Rückenschmerzen hat. Die meisten sind zum Glück harmlos. Die Schmerzen hören von selber wieder auf. Trotzdem geben sie uns ein Signal, daß mit dem Rücken etwas nicht in Ordnung ist.
Wer ständige, chronische Rückenschmerzen hat, sollte zum Arzt gehen, denn die Ursachen können gefährlich sein: eine Erkrankung der Nieren, der Gallenblase, des Zwölffingerdarms oder des Unterleibs.
Aber auch bei Rückenschmerzen, die nur gelegentlich auftreten, sollte man etwas für seine Gesundheit tun. Denn das Signal, das die Schmerzen geben, weist auf die Wirbelsäule hin.

Man hört bei Rückenschmerzen oft den Rat: Gehen Sie zum Chiropraktiker, der renkt die Wirbelsäule wieder ein.
Etwas Ähnliches haben sich die Chinesen schon vor einigen Jahrhunderten gedacht. Wie alt ihre gymnastische Übung gegen Rückenschmerzen in Wirklichkeit ist, weiß niemand. Sie wird beschrieben in dem medizinischen Werk »Goldener Spiegel der Medizin«. Es erschien 1749, verweist aber darauf, daß diese Übung schon lange bekannt ist. Übrigens die einzige Übung in der chinesischen Heilgymnastik, zu der man ein Hilfsgerät und fremde Hilfe braucht.

○ Das Gerät war damals ein Gerüst aus Holzstangen – heute nimmt man eine Teppichstange zu Hilfe. Man hängt sich mit den Händen daran und läßt sich so viele Brettchen oder Bücher unter die Füße schieben, bis man das Gefühl hat, schwerelos zu sein (siehe Abbildung unten). In dieser Haltung ist die Wirbelsäule entspannt. Sie braucht nichts zu tragen, sondern hängt locker herab.

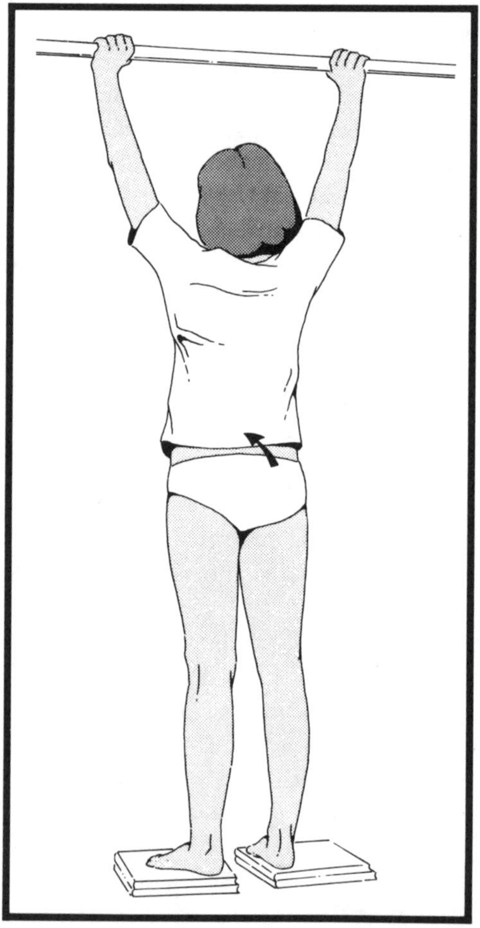

Nun muß man ruhig atmen. Wenn man ausgeatmet hat, hält man die Luft für zehn Sekunden an. In dieser Zeit drückt der Helfer von hinten gegen die Lendenwirbel. Der Druck soll ruckartig fünfmal hintereinander erfolgen, so fest wie möglich. Allerdings nicht so fest, daß man von den Brettchen oder Büchern heruntergestoßen wird.
Zu den Brettchen oder Büchern muß noch etwas Wichtiges gesagt werden. Die meisten Menschen haben ungleich lange Beine. Der Unterschied beträgt manchmal nur Millimeter, manchmal aber auch einen Zentimeter oder mehr. Man muß beim Unterlegen deshalb sehr sorgfältig vorgehen und sich selber genau prüfen, bis die Haltung stimmt, bis man also mit beiden Beinen das Gefühl der Schwerelosigkeit hat.

○ Die nächste Übung ist wieder einfacher durchzuführen (siehe Abbildung Seite 74). Man steht aufrecht und hebt die rechte Hand, als wolle man sich gegen eine Wand lehnen. Der linke Arm hängt locker herab. Man hebt den rechten Fuß und macht einen Schritt nach vorn. Dasselbe macht man dann mit links.
Der Atemrhythmus bei dieser Übung sieht so aus: beim Hochheben der Arme jeweils einatmen, beim Schritt nach vorn ausatmen. Es soll normal geatmet werden, nicht schneller und nicht langsamer als sonst. Dementsprechend langsam und fließend sind die Bewegungen.
Diese zweite Übung hilft besonders bei Rückenschmerzen, die durch einen Hexenschuß verursacht werden. Das ist eine Zerrung und Verspannung der Rückenmuskulatur, hervorgerufen durch eine ungeschickte Bewegung. Auch wenn man eine zu schwere Last hebt, kann es zu einem Hexenschuß kommen. Der Schmerz schießt blitzartig aus der Lendengegend ins Bein, meistens nur auf einer Seite. In gebückter Haltung läßt sich der Schmerz leichter ertragen. Aber nach chinesischen Erfahrungen

geht der Anfall schneller vorbei, wenn man die Zähne zusammenbeißt und diese Übung macht, um damit die Wirbelsäule zu strecken. Und die Wirbelsäule ist auch bei einem Hexenschuß fast immer beteiligt: Sie ist nicht mehr ganz in Ordnung. (Siehe auch das Kapitel »Hexenschuß« Seite 102.)

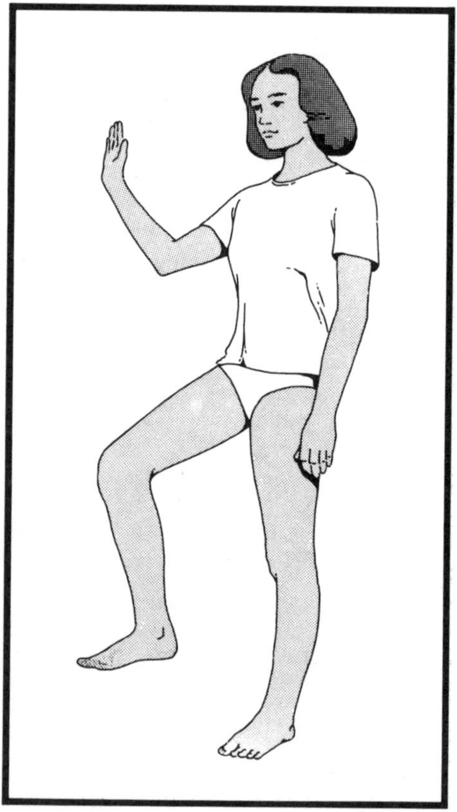

○ Auch eine dritte Übung (siehe Abbildung unten) soll die Wirbelsäule entlasten und Verspannungen lockern: aufrecht hinstellen und den Körper so weit wie möglich

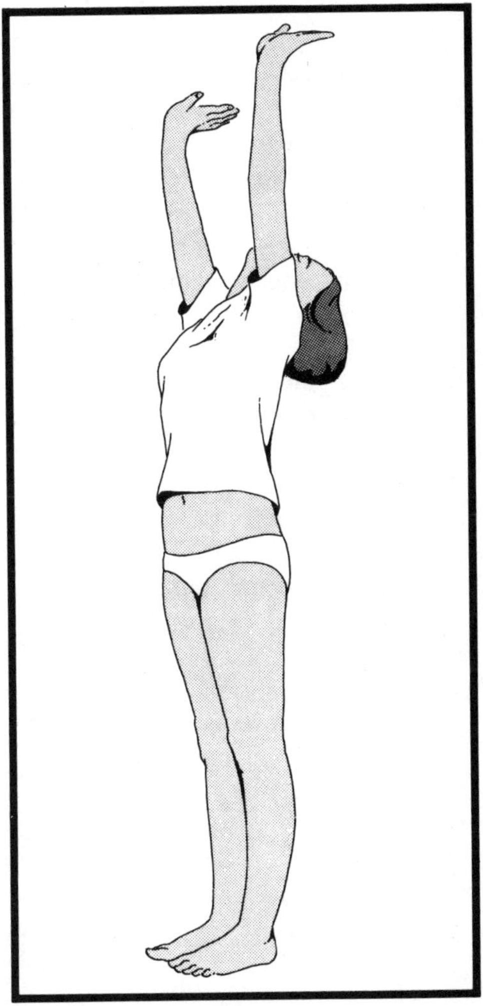

nach hinten beugen, ohne allerdings aus dem Gleichgewicht zu geraten. Den Kopf in den Nacken legen und beide Arme senkrecht nach oben strecken, mit den geöffneten Handflächen nach oben. In den chinesischen Anleitungen heißt es, man solle sich dabei vorstellen, eine sehr schwere Last heben zu müssen.
In dieser Haltung langsam durch die Nase einatmen und die Luft im Körper nach unten bis in den Bauch sinken lassen, also nicht nur mit der Brust atmen. Diese Atemtechnik haben wir alle als Babys einmal von Natur aus beherrscht – und dann wieder verlernt. Wer Sänger werden will und eine kräftige Stimme braucht, muß es wieder erlernen, mit dem Bauch zu atmen und nicht mit der Brust. Für die chinesische Gymnastik müssen wir es ebenfalls wieder lernen.

Nach dem Einatmen die Luft anhalten und in Gedanken bis fünf zählen. Dann durch den Mund ausatmen, und zwar schnell, stoßartig. Fünfmal hintereinander.

Alle drei Übungen sollen morgens nach dem Aufstehen und abends vor dem Schlafengehen gemacht werden. Für die beiden ersten sollen jeweils fünf Minuten aufgewendet werden, bei der dritten, wie gesagt, fünfmal ein- und ausatmen.

Bei der ersten Übung ist das natürlich für viele ein Problem. Nicht jeder hat eine Teppichstange. Aber wer häufig unter Rückenschmerzen leidet, sollte sich vielleicht überlegen, in einen Turnverein einzutreten. Dort gibt es ja alle möglichen Geräte, an denen man dann wenigstens ein- oder zweimal in der Woche etwas für seine Wirbelsäule und den Rücken tun kann.

Muskelkrämpfe

Jedes Lebewesen braucht Muskeln, damit es sich bewegen kann. Ohne Muskeln wären die Gelenke nutzlos, denn man könnte sie nicht bewegen. Ohne Muskeln – das bedeutet totale Lähmung.
Es gibt zwei grundverschiedene Arten von Muskeln. Da sind zunächst die glatten, längsgestreiften. Sie bestehen aus spindelförmigen Fasern und haben einen länglichen Kern. Unserem Willen sind die längsgestreiften Muskeln nicht unterworfen. Wir können ihre Tätigkeit weder verlangsamen noch beschleunigen. Sie arbeiten sozusagen vollautomatisch, angeregt in ihrer Tätigkeit durch einen Reiz des parasympathischen und sympathischen Nervensystems. Der Reiz sorgt dafür, daß diese Muskeln sich zusammenziehen und dehnen. Das tun sie bei einem gesunden Menschen in langsamem, stetigem Rhythmus.
Längsgestreifte Muskeln sind in erster Linie die Muskeln der Hohlorgane, also des gesamten Verdauungstraktes, aber auch des Blutgefäßsystems. Sie müssen logischerweise von unserem Willen unabhängig sein, damit sie auch nachts im Schlaf arbeiten können.
Die quergestreiften Muskeln dagegen, die ihren Tätigkeits-Reiz vom zentralen Nervensystem erhalten, sind von unserem Willen abhängig. Wir können sie jederzeit arbeiten lassen oder ruhigstellen.
Quergestreifte Muskeln sind zuständig für alles, was wir bewegen können. Das geht also vom Stirnrunzeln bis zum Wackeln mit den Zehen.
Der Herzmuskel nimmt in diesem System eine Sonderstellung ein. Die Herzmuskeln sind zwar quergestreift, aber sie sind unserem Willen nicht unterworfen.
Muskeln sind Maschinen vergleichbar. Und wie jede Maschine benötigen sie Kraftstoff. Der Energiespender ist in erster Linie Stärke (Glykogen), die mit dem Blut heran-

transportiert und zu Milchsäure gespalten wird. Aber auch Eiweiß, Kalium, Kalzium und eine Phosphorverbindung sind mitverantwortlich für die Muskeltätigkeit.
Maschinen, die wie die Muskeln mechanische Arbeit verrichten, brauchen eine erhöhte Wärmezufuhr.
Die Muskeln dagegen nicht. Selbst bei großen körperlichen Anstrengungen oder beim Sport erhöht sich zwar die Hauttemperatur, nicht aber die innere Körpertemperatur.
Man nimmt deshalb an, daß bei der Muskeltätigkeit bisher unbekannte chemische Vorgänge eine Rolle spielen. Man könnte die Muskeln deshalb als »chemo-mechanische« Maschinen bezeichnen.
Bei normaler Belastung machen sich die Muskeln nicht bemerkbar. Sie sind da, und sie funktionieren. Nur bei Überanstrengung bekommt man einen Muskelkater, weil die aufgespaltene Milchsäure sich zu Kristallen verfestigt und dann als Fremdkörper Schmerzen verursacht.
Bei einem Muskelkater weiß man wenigstens, woher man ihn hat. Ein heißes Bad, und alles ist wieder gut.
Etwas anders sieht es bei einem Krampf aus, wie er besonders häufig in den Waden vorkommt.
Eine Muskelverkrampfung – nicht nur in den Waden – kann man bei jeder Gelegenheit bekommen. Zum Beispiel nach längerer Überlastung eines Muskels beim ungewohnten Handwerken oder beim Rosenschneiden im Garten. Zum Beispiel aber auch nach längerer einseitiger Ruhestellung wie bei einer Zugfahrt. Sogar nachts im Bett kann man einen Krampf bekommen, wenn man sich im Schlaf nicht hin und wieder umdreht.
Bei einem Krampf zieht sich der Muskel plötzlich und unwillkürlich zusammen. In diesem Zustand ist er verhärtet, und er schmerzt.

Es gibt jedoch verschiedene Arten von Krämpfen: Klonische Krämpfe sind nur kurze Zeit dauernde Muskelzuk-

kungen. Sie sind trotz ihrer Schmerzhaftigkeit ungefährlich.
Konvulsionen sind Krämpfe, die über den ganzen Körper verlaufen: Plötzlich zuckt es im Arm, dann in der Wade, dann im Oberschenkel, dann in der Hand. Der Krampf springt unkontrolliert von einem Muskel zum anderen.
Tonische Krämpfe wiederum befallen nur einen Muskel, aber sie halten lange an, manchmal mehrere Stunden.
Konvulsionen und tonische Krämpfe sind nicht so harmlos wie die klonischen. Es steckt meistens eine ernsthafte Krankheit dahinter, die unbedingt vom Arzt behandelt werden muß. Es kann sich um Epilepsie oder Hirnschädigungen handeln. Vergiftungen können schuld sein oder eine Stoffwechselstörung, verursacht durch zuviel oder zuwenig Zucker im Blut oder – was häufig vorkommt – durch einen Mangel an Kalium. Auch ein schweres Schilddrüsenleiden kann die tiefere Ursache sein.
Schließlich gibt es noch eine Sonderform von Krämpfen, die in der Medizin zu den Beschäftigungsneurosen gerechnet werden. Davon sind nur bestimmte Berufsgruppen betroffen. Eine Stenotypistin zum Beispiel bekommt plötzlich einen Krampf in den Fingern, obwohl sie schon Feierabend hat und gar nicht mehr an der Schreibmaschine sitzt. Oder einem Zahnarzt verkrampft sich die rechte Hand, als würde er seinen Bohrer noch halten.
Bei allen Arten von Muskelverkrampfungen hilft nach der chinesischen Heil- und Atemgymnastik erst einmal sozusagen Erste Hilfe: Einmal kurz und kräftig auf den verkrampften Muskel drücken, dann leicht mit den Fingerspitzen dagegenklopfen. Es soll damit eine Lockerung und Lösung der Verspannung erreicht werden. Dabei ist es von Vorteil, wenn der betroffene Körperteil wie Bein, Arm, Hand oder Fuß locker gehalten wird.
Eine Lockerung ist nicht nur wichtig für den verkrampften Muskel, sondern auch für die Blutzirkulation. Im

verkrampften Muskel sind die Blutadern eingeengt. Man sieht es daran, daß die Haut sehr schnell blaß wird. Ein Zeichen dafür, daß das Blut den Muskel nicht mehr richtig mit Nährstoffen versorgen kann.

Durch die Lockerung können sich auch die Blutadern wieder erweitern.

Drücken und Klopfen sind jedoch nicht das einzige, was die chinesische Heilgymnastik gegen Krämpfe kennt. Eine Übung, die sowohl im akuten Anfall wie auch zur Vorbeugung hilft, heißt *Sehnen-Entspanner*. Die Bezeichnung weist schon darauf hin, daß es auch hier um Lockerung geht:

○ Man setzt sich auf den Boden und streckt beide Beine so weit wie möglich nach rechts und nach links aus (siehe Abbildung unten). Dann greift man mit den Händen an die Füße: rechte Hand an den rechten Fuß, linke Hand an den linken Fuß.

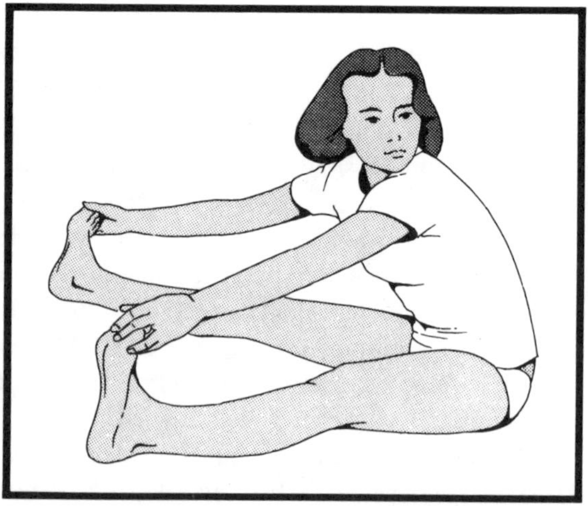

Man umfaßt die Füße und dreht Oberkörper und Kopf so weit wie möglich zwölfmal nach links und zwölfmal nach rechts. Man macht das ohne Anstrengung und atmet dabei ganz normal.
Die Übung wird zur Vorbeugung jeden Morgen gemacht. Geübte Turner sitzen dabei wie im Spagat.
Doch ein normaler Mensch ist kaum in der Lage, diese akrobatische Haltung einzunehmen. Es ist auch nicht nötig. Wichtig ist nur, daß die Hände die Füße festhalten und der Körper samt Kopf gedreht wird. Auf diese Weise werden sämtliche Muskeln im Körper für einen Moment angespannt und dann wieder losgelassen.

○ Auch die nächste Übung hat mit Händen und Füßen zu tun (siehe Abbildung unten). Man bleibt auf dem Fußboden sitzen und streckt die Beine nach vorne aus. Mit beiden Händen bildet man eine Schlaufe und beugt sich nach vorn. Man holt erst den linken Fuß an den Körper

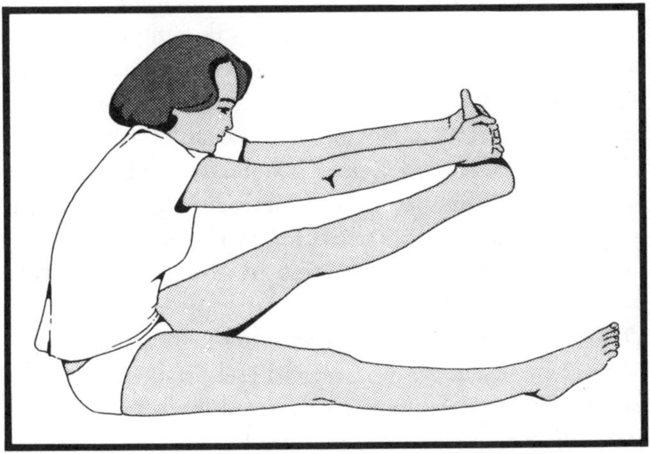

heran, steckt ihn in die Hand-Schlaufe und tritt fünfmal kräftig zu.
Dasselbe wiederholt man auf der rechten Seite.
Bei dieser Übung bleiben die Füße nicht auf dem Boden liegen wie bei der ersten. Sie werden von den ineinander verschlungenen Händen in die Höhe gehoben. Aber achten Sie bitte darauf, daß Sie nicht das Gleichgewicht verlieren und nach hinten umkippen.
Wenn Sie auf beiden Seiten je fünfmal kräftig zugetreten haben, strecken Sie die Beine nach vorne aus. Stützen Sie sich mit den Händen links und rechts ab. Sitzen Sie bequem.
Nun langsam und tief einatmen. Den Atem anhalten und bis zwölf zählen.
Ausatmen und den letzten Rest des Atems regelrecht ausstoßen, als wollten Sie husten oder schreien.
Zum Schluß dieser Übung streicht man mit massierenden Strichen nicht zu fest vom Bauch über die Oberschenkel bis hinab zu den Füßen. Auch das macht man fünfmal hintereinander. Der Atem geht dabei normal.

Das Thema »Muskelkrämpfe« zeigt deutlich, was die chinesische Heil- und Atemgymnastik kann und was sie will. Sie kann akute Schmerzzustände rasch beseitigen. Sie kann allerdings nicht so schwerwiegende Leiden wie Epilepsie oder Gehirnschäden heilen. Dazu braucht man die Hilfe eines Arztes oder einer Klinik. Auch in China.
In erster Linie aber will die chinesische Heil- und Atemgymnastik den Menschen in die Lage versetzen, sich selber vor Krankheiten und Schmerzen zu schützen. Sie will also vorbeugend helfen.
Deshalb wird in China die Gymnastik längst nicht nur von Menschen ausgeübt, die bereits Beschwerden haben. Bei uns sagt man: Vorbeugen ist besser als heilen.
In China wird es täglich praktiziert.

Krampfadern

Krampfadern hat es schon immer gegeben. Nur die hauptsächlichen Ursachen haben sich im Laufe der Zeit geändert. Im alten China waren in erster Linie die Reisbauern gefährdet, die ein Leben lang ihre Felder in gebückter Haltung bearbeiten mußten. Nach vielen Jahrzehnten in dieser Haltung konnte es nicht ausbleiben, daß sich Blut in den Beinen staute. Im Alter führte das dann zu Krampfadern.

Heute sind Krampfadern keine Alterserscheinung mehr. Immer mehr jüngere Menschen leiden darunter – Männer übrigens fast ebenso häufig wie Frauen. Denn Krampfadern sind heute auch kein typisches Frauenleiden mehr.

Die Veranlagung zu Krampfadern kann ererbt sein. Die häufigsten Ursachen aber sind Sitzen, Stehen, Tragen und Übergewicht. Gefährdet sind also bestimmte Berufsgruppen: Sekretärinnen, Verkäuferinnen, Kellner, die den ganzen Tag schwere Tabletts tragen müssen. Nur das Übergewicht ist nicht an einen Beruf gebunden.

Um das Wesen dieser Krankheit zu verstehen, muß man etwas über die Funktionen von Arterien und Venen wissen:

Durch die Arterien wird das Blut vom Herzen in alle Winkel und Ecken des Körpers gepumpt. Es hat den Druck des Herzens hinter sich und kann reibungslos vom Herzen wegströmen, solange die Arterien nicht durch Kalkablagerungen verengt sind.

Durch die Venen fließt das Blut zum Herzen zurück. Es fließt jetzt von Natur aus viel träger. Denn erstens hat es nicht mehr den direkten Druck des Herzens als treibende Kraft. Und zweitens muß es gegen die Schwerkraft ankämpfen. Da es aus den Beinen den weitesten Weg zum Herzen hat, ist hier die Gefahr von Stauungen am größten. Alles, was das nervöse Blut behindert, macht die Gefahr

noch größer. Dazu kann außer den bereits erwähnten Ursachen auch zu enge Kleidung gehören – oder eine Schwangerschaft, die den Rückstrom des Blutes durch den Unterleib behindert. So ist ja auch zu erklären, daß viele Frauen erst durch eine Schwangerschaft Krampfadern bekommen.
Zwei Vorrichtungen sollen den Rückstrom erleichtern. Da ist als erstes das stützende Bindegewebe, das die Venen umschließt. Es soll ihnen einen festen, straffen Halt geben und dafür sorgen, daß sie nicht ausleiern.
Als zweites gibt es die in den Venen eingebauten Klappen oder Ventile. Sie öffnen sich nur von unten nach oben, sobald ein Schub Blut kommt. Ist der Schub hindurch, schließen sie sich, um ein Zurückfließen zu verhindern.
Das geht aber nur gut, solange die Venen straff und elastisch sind. Sind sie ausgeleiert, weil das Bindegewebe sie nicht mehr richtig stützt, schließen die Klappen nicht mehr richtig. Blut fließt zurück, staut sich an und erweitert die Venen immer mehr, bis die bläulichen Krampfadern durch die Haut schimmern.
Mit wenigen Worten: Krampfadern sind das Ergebnis eines zu schwachen Bindegewebes.

Alle Maßnahmen der modernen Medizin sind nicht zufriedenstellend:

- *Gummistrümpfe*, die dem Bindegewebe zwar von außen einen Halt geben, die Schwäche aber nicht beheben können.
- *Verödung* durch Einspritzungen mit einem Verödungsmittel. Die Krampfadern werden dann nicht mehr durchblutet, sie sterben ab, und das Blut sucht sich einen anderen Weg durch tiefer gelegene Venen. Auch das ändert jedoch nichts an der Schwäche des Bindegewebes. Die Erfahrung hat gezeigt, daß sich meistens nach einiger Zeit neue Krampfadern bilden.

- Ähnlich ist es mit der dritten Methode, mit der *Operation*. Die Operation selber ist kein Problem; ein kleiner Schnitt oben am Bein und ein kleiner Schnitt unten. Dann wird die kranke Vene herausgezogen. Das Ergebnis ist ähnlich wie bei der Verödung: Das Blut sucht sich erst einmal andere Wege, aber die Schwäche des Bindegewebes bleibt bestehen.

Durch eine ausgeklügelte Kombination einiger Übungen will die chinesische Heil- und Atemgymnastik die Stärkung des Bindegewebes erreichen, das Übel also an der Wurzel bekämpfen.

○ Zur ersten Übung (siehe Abbildung unten) kniet man sich zunächst auf das linke Bein. Der Oberkörper soll aufgerichtet sein – bitte den Kopf dabei nicht nach vorn hängen lassen. Jetzt beide Arme kräftig nach hinten ausstrecken, nur einen Augenblick so verharren, dann mit dem rechten Fuß ruckartig nach vorn treten. So, als würde man einen Ball wegtreten.

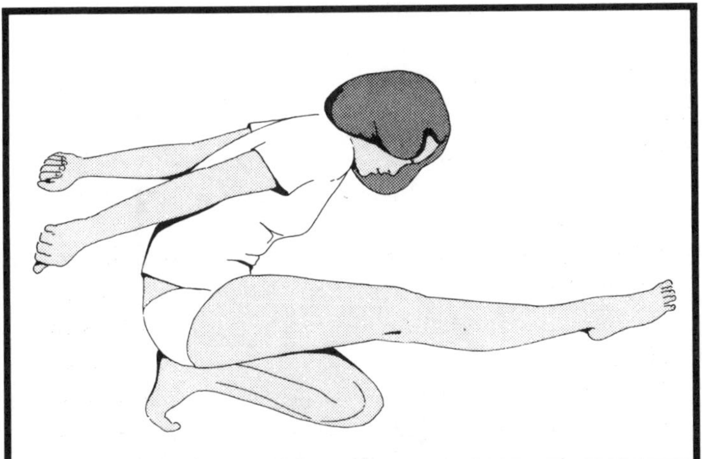

Eingeatmet wird beim Zurückstrecken der Arme, ausgeatmet wird mit einem schnellen Atemstoß beim Vorschnellen des rechten Fußes.
Machen Sie das nur dreimal hintereinander. Danach ebenfalls dreimal mit dem linken Fuß. Setzen Sie sich zum Schluß im Schneidersitz bequem auf den Boden, lassen Sie Arme, Oberkörper und Kopf nach vorn hängen, atmen Sie wenigstens eine Minute lang tief und ruhig durch.

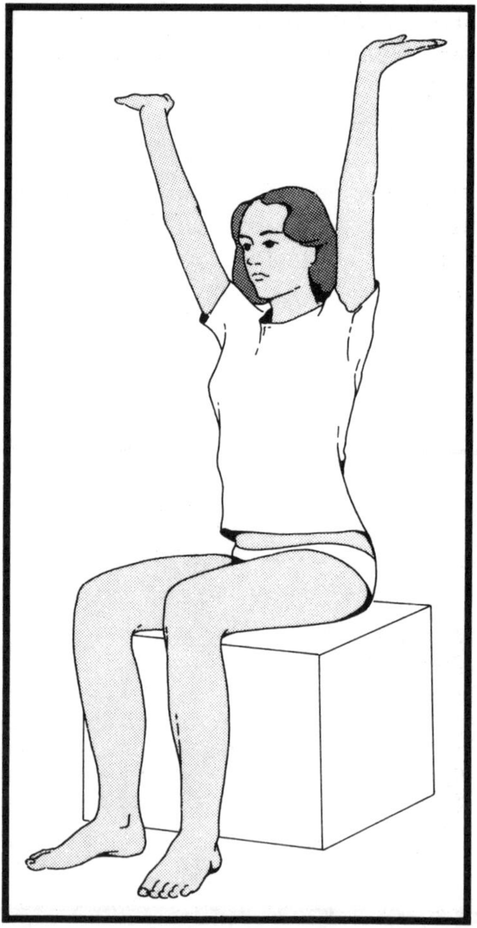

○ Zur zweiten Übung (siehe Abbildung Seite 86) setzen Sie sich auf einen Stuhl mit gerader Rückenlehne. Die Fußsohlen ruhen leicht auf dem Boden. Heben Sie beide Arme, die Hände mit den Handflächen nach oben. Atmen Sie dabei ein.
Jetzt den Atem anhalten und mit den Armen drei kurze, ruckartige Stöße nach oben machen, als wollten Sie da oben einen schweren Balken hochstemmen.
Lassen Sie dabei den Atem in Gedanken durch den ganzen Körper strömen. Damit das leichter geht, dürfen Sie sich beim Einatmen nicht zu sehr mit Luft vollpumpen. Das Anhalten und Kreisenlassen des Atems darf nicht krampfartig und nicht anstrengend sein.
Lassen Sie zum Schluß die Arme sinken, und atmen Sie dabei aus.
Machen Sie diese Übung sechsmal hintereinander. Achten Sie besonders auf Ihren Atemrhythmus. Er ist nur dann richtig, wenn Sie nach dem Anhalten und Ausatmen nicht nach Luft schnappen müssen wie ein Taucher, der gerade aus dem Wasser hochkommt.

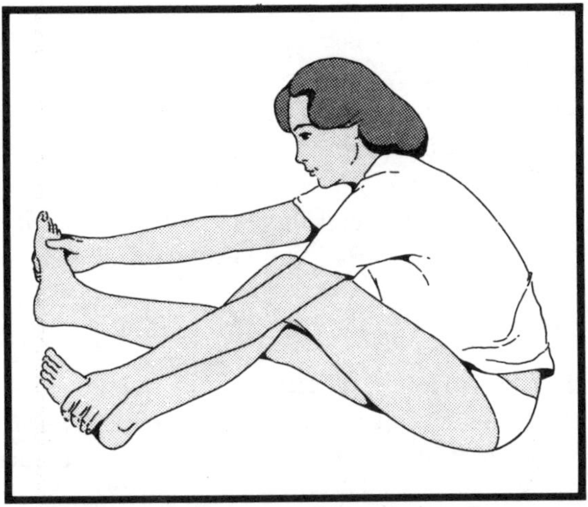

○ Zur letzten Übung (siehe Abbildung Seite 87) bitte wieder auf den Fußboden setzen. Beugen Sie sich nach vorn und umfassen Sie beide Füße mit den Händen. Jetzt abwechselnd links und rechts kräftig nach vorn treten. Sechsmal mit jedem Fuß.
Es kommt nicht darauf an, daß die Füße beim Treten aus den Händen herausrutschen und nach vorn schießen. Wichtig ist, ein ausgewogenes Gleichgewicht zwischen Druck und Gegendruck zu erreichen.
Ausnahmsweise muß bei dieser Übung nicht auf den Atem geachtet werden. Nur die Grundregel dürfen Sie nicht vergessen: nicht aus der Puste geraten!

Alle drei Übungen sollten abends und morgens gemacht werden, um Stauungen zu lockern. Wenn Sie die Gelegenheit dazu haben, können Sie zusätzlich im Verlauf des Tages üben. Auch nur eine Übung, so eben mal zwischendurch, kann helfen.

Stoffwechselstörungen

Der menschliche Körper braucht Kohlenhydrate, Fett, Eiweiß, Vitamine, Mineralsalze und Wasser. Ohne diese Nahrung kann er nicht leben. Nun sind alle diese Stoffe zwar in den Lebensmitteln enthalten. Aber sie sind in einer Form enthalten, mit der der Organismus nichts anfangen kann. Der Organismus muß sie umwandeln. Das ist ein sehr komplizierter Vorgang, der *Stoffwechsel* genannt wird.

Kohlenhydratstoffwechsel

Bei Kohlenhydraten handelt es sich um Stärke, um Zukker. Kohlenhydrate werden zur Muskelarbeit gebraucht – und zur Kraftreserve bei Hunger.

Der Speichel im Mund, der Bauchspeichel und der Darmsaft enthalten sogenannte *Fermente*, die bei der Umwandlung von Kohlenhydraten in Traubenzucker (Glukose) helfen. Als Traubenzucker können die Kohlenhydrate durch die Darmwände in die Blutbahn gelangen – und mit dem Blut kommen sie als Kraftstoff in die Muskeln.
Was im Augenblick nicht benötigt wird, das wird in der Leber als Glykogen erst einmal gespeichert. Auch an dieser Umwandlung sind Fermente beteiligt, Stoffe, die allein durch ihre Anwesenheit eine Umwandlung bewirken, ohne sich selbst zu verändern.
Sobald nun bei Muskelarbeit oder Hunger neuer Kraftstoff gebraucht wird, wird Glykogen in Glukose zurückverwandelt und in die Blutbahn abgegeben. Wenn dieser Stoffwechsel reibungslos funktioniert, befinden sich zwischen siebzig und hundertzwanzig Milligramm Zucker in hundert Kubikzentimeter Blut.
Die Abgabe von Glukose ins Blut wird von zwei *Hormonen* gesteuert. Das *Adrenalin* aus dem Nebennierenmark verstärkt die Abgabe, das *Insulin* aus der Bauchspeicheldrüse drosselt sie.
Eine wichtige Rolle spielt aber auch die Hirnanhangdrüse: Sie überwacht die Tätigkeit der Bauchspeicheldrüse.

Eine Störung im Zusammenspiel dieser Drüsen führt zur *häufigsten Stoffwechselerkrankung*: zur *Zuckerkrankheit*. Denn bei jeder Störung kommt es zu Insulinmangel. Die Abgabe von Glukose ins Blut wird nicht mehr gedrosselt, das Blut wird mit Zucker überschwemmt. Es kommt zu einer inneren Selbstvergiftung, die bei Nichtbehandlung zum Tode führt. Allerdings hat die Zuckerkrankheit heute weitgehend ihre Schrecken verloren. Die Todesrate ist von 65 Prozent (Anfang des Jahrhunderts) auf fünf Prozent gesunken. Möglich geworden ist das, weil man das fehlende Insulin dem Organismus durch Tabletten oder Spritzen zuführen kann. Zur Behandlung gehört außerdem eine Diät, auf die jeder Patient individuell eingestellt werden muß.

Fettstoffwechsel

Der Fettstoffwechsel verläuft nicht ganz so kompliziert. Wir brauchen das Fett, das vorwiegend aus dem Tierreich stammt, für den Wärmehaushalt. Ohne Fett können wir nicht ständig eine Temperatur von 37 Grad produzieren. Am Stoffwechsel von Fett sind zwei Sekrete beteiligt, die beide in den Dünndarm fließen, dorthin also, wo der Fettstoffwechsel stattfindet:
Die *Gallenflüssigkeit* aus der Leber zerlegt das Fett in unzählige winzige Tröpfchen.
Die *Fermente* aus dem Bauchspeichel spalten das Fett dann in Glycerin und Fettsäuren auf. Das Glycerin gelangt direkt in die Blutbahn. Die Fettsäuren werden chemisch noch weiter aufgeschlossen, ehe sie ins Blut gelangen und sich dort mit dem Glycerin zu körpereigenem Fett verbinden.

Ob nun *Fettansammlungen* und *Übergewicht* eine Stoffwechselstörung sind oder ob es einfach daran liegt, daß man zuviel ißt –, darüber sind sich die Mediziner längst noch nicht einig. Es scheint aber festzustehen, daß bei *Fettsucht* immer eine nervlich-hormonale Fehlsteuerung im Zwischenhirn vorliegt. Hier befindet sich das Zentrum für den Nahrungstrieb. Es läßt sich aber nicht nur durch den tatsächlichen Nahrungsbedarf beeinflussen, sondern es unterliegt auch nervlichen und seelischen Einflüssen. Denken Sie nur an die vielen Menschen, die auf einmal aus Kummer, Sorgen, Enttäuschungen oder Lebensangst zuviel essen. Hier hilft auf die Dauer keine einzige Diät, und Hungern hilft auch nicht. Es muß vielmehr die nervlich-seelische Ursache beseitigt werden.

Eiweißstoffwechsel

Der komplizierteste Stoffwechselvorgang findet mit dem Eiweiß statt, das wir zur Erneuerung von verbrauchtem Gewebe brauchen. Kompliziert, weil das Eiweiß aus dem tierischen und pflanzlichen Reich an sich schon kompliziert zusammengesetzt ist. Es besteht aus Kohlenstoff, Wasserstoff, Sauerstoff, Stickstoff, Schwefel und Phosphor. In vielen Zwischenstufen wird das Eiweiß in seine einfachsten Bestandteile, in sogenannte *Aminosäuren*, zerlegt. An diesem Stoffwechsel sind in Magen und Darm die *Fermente* Pepsin und Lab beteiligt. Dazu kommen Salzsäure im Magen und zwei weitere Fermente im Darm.

Die Aminosäuren gelangen mit dem Blut in die Leber, wo sie entgiftet werden. Danach werden die einzelnen Bausteine zu Körpereiweiß zusammengesetzt und mit dem Blut zu den Zellen transportiert.

Bei der häufigsten Störung im Eiweißstoffwechsel handelt es sich um die *Gicht*. Dieses Leiden galt vor rund zehn Jahren als fast ausgestorben. Heute leiden wieder immer mehr Menschen daran. Die Gicht kommt so zustande:
Die Eiweißkörper in den Zellkernen enthalten harnsaure Salze. Normalerweise werden sie alle mit dem Harn ausgeschieden. Aber sie können sich zu kleinen Kristallen zusammenballen und sich dann in den Gelenken festsetzen. Die Folge sind rheumaähnliche Gelenkschmerzen und über kurz oder lang Verformungen der Gelenke. Es bilden sich harte Gichtknoten. Die Behandlung im fortgeschrittenen Stadium kann nur durch den Arzt erfolgen.

Bei den drei übrigen Bestandteilen der Nahrung, bei Vitaminen, Mineralsalzen und Wasser findet ein eigentlicher Stoffwechsel nicht statt. Sie brauchen nicht umgewandelt zu werden, sondern gelangen so in den Organismus, wie wir sie mit der Nahrung zu uns nehmen.

Das Wissen um die Vorgänge des Stoffwechsels beruht auf modernen Forschungen und Erkenntnissen der westlichen Medizin. Im alten China kannte man das Gebiet »Stoffwechselchemie« nicht. Begriffe wie Fermente, Adrenalin oder Insulin waren noch unbekannt. Man konnte Fermente oder Hormone weder im Labor analysieren noch künstlich herstellen.
Aber man kannte die äußerlich sichtbaren Symptome von Stoffwechselleiden. Fettsucht und Gichtknoten kann und konnte man mit bloßem Auge erkennen. Störungen im Zuckerhaushalt machten sich auch damals schon durch die typischen äußeren Symptome bemerkbar: dauernde Müdigkeit, übergroßer Durst und übergroßer Harndrang, faltige, ausgetrocknete und pergamentähnliche Haut, Abmagerung und körperlicher Verfall trotz reichlicher Mahlzeiten.
Gegen all diese Symptome sind im Laufe der jahrtausendealten chinesischen Medizin Hunderte, ja wenn nicht Tausende von gymnastischen Übungen entstanden. Wohlgemerkt, immer nur gegen die einzelnen Symptome, weil man ja noch nicht wußte, daß sie alle unter dem Begriff »Stoffwechselleiden« zusammengefaßt werden können.
Professor Li t'ien chu, der in England und Amerika studiert hat und heute im nationalchinesischen Taiwan lebt, kennt jedoch die Zusammenhänge zwischen den verschiedenen Symptomen und den Vorgängen des Stoffwechsels. Aus der fast unübersehbaren Vielzahl der Übungen hat er einige wenige zu einem Programm gegen Stoffwechselleiden zusammengestellt. Seine Übungen wirken in erster Linie vorbeugend. Ab dem vierzigsten Lebensjahr sollten sie einmal im Monat durchgeführt werden. Da jedoch bei uns im Westen immer mehr jüngere Menschen unter Stoffwechselstörungen leiden – und nicht erst im gefährdeten Alter zwischen vierzig und fünfzig –, kann ein früheres Anfangen nicht schaden.

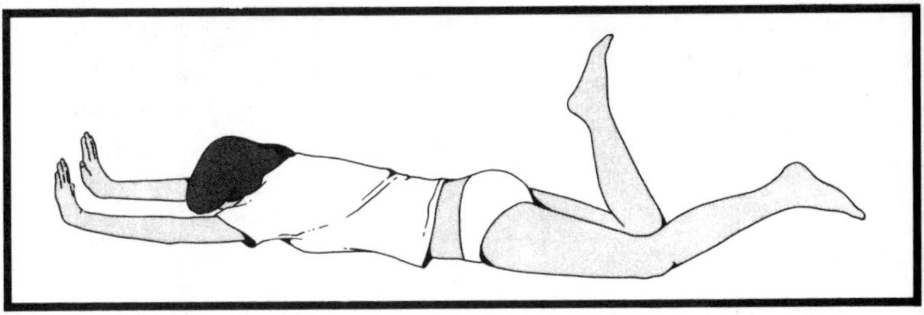

○ Die erste Übung (siehe Abbildung oben) nach Professor Li t'ien chu klingt schwierig. Man soll einen Handstand machen und mit den Füßen in der Luft strampeln. 24mal hintereinander ein kurzer Handstand und kurzes Strampeln.
Für junge Menschen mag das leicht sein, für ältere ist es oft unmöglich. Doch dafür gibt es eine *Variante* dieser Übung: auf den Bauch legen und die Arme nach vorn ausstrecken. Die Handflächen nach oben halten, als würde man sich gegen eine Wand abstützen. Jetzt 24mal hintereinander die Beine in den Kniekehlen anwinkeln und kurz damit herumflattern. Die Beine sinken lassen, sich bequem auf die Seite oder auf den Rücken legen und so lange tief und ruhig durchatmen, bis der Atem sich wieder beruhigt hat und normal geht.

○ Für die zweite Übung (siehe Abbildung Seite 94) geht man zunächst in die Hocke. Der rechte Fuß wird mit der rechten Hand umfaßt. Nun ruhig einatmen. Jetzt müssen Sie einiges gleichzeitig tun: mit Fuß und Hand einen kleinen Schritt nach vorn machen, dabei den Kopf nach rechts drehen und mit der Bewegung ausatmen.
Dasselbe wird anschließend auf der linken Seite gemacht. Insgesamt sollen es 24 Schritte nach vorn sein.
Bitte überanstrengen Sie sich bei dieser Übung nicht. Es kommt überhaupt nicht darauf an, ob die Schritte groß

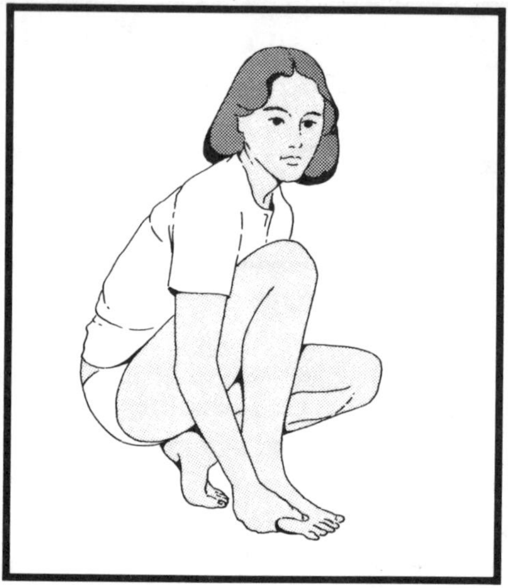

oder klein sind. Es kommt nur darauf an, daß bei dieser Übung der ganze Körper in Bewegung ist. Dabei darf sich nichts verkrampfen. Nur so können Stoffwechselschlakken gelockert und anschließend durch die Blutbahn abtransportiert werden.
Passen Sie auch bitte auf, daß Sie nicht aus dem Gleichgewicht geraten. Machen Sie lieber noch kleinere Schritte. Denn wer aus dem Gleichgewicht gerät, verkrampft automatisch seine Muskeln, damit er nicht umfällt.

○ Die dritte Übung (siehe Abbildung Seite 95) wirkt auch bei anderen Beschwerden. Sie hat mit dem Speichel zu tun. Setzen Sie sich im Schneidersitz hin, oder setzen Sie sich aufrecht auf einen Stuhl. Es macht keinen Unterschied, welche Haltung Sie wählen. Entscheiden Sie sich für diejenige, die für Sie am bequemsten ist.
Strecken Sie die Arme senkrecht nach oben, die Hände leicht und locker geöffnet.

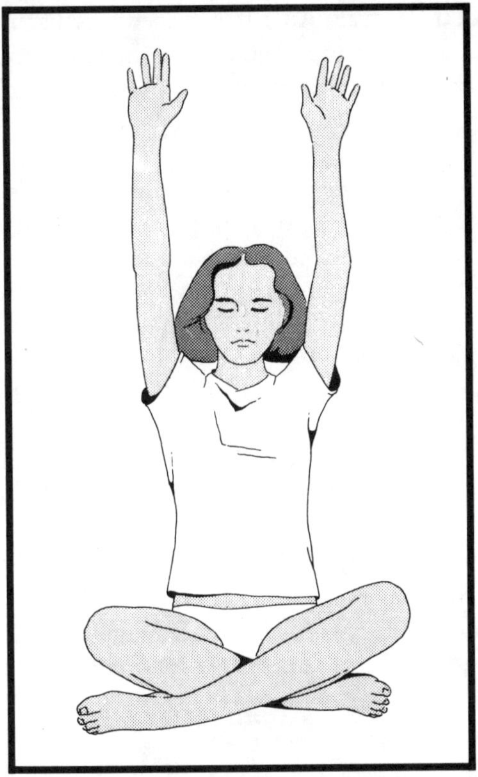

»Sammle den Speichel«, heißt es in alten chinesischen Anleitungen. Das geht am besten, indem man bei geschlossenem Mund die Zunge hin- und herbewegt. Hat sich etwas Speichel angesammelt, senkt man die Arme und schluckt gleichzeitig den Speichel hinunter. Das macht man zwölfmal hintereinander.

Wenn man weiß, daß mit dem Stoffwechsel etwas nicht mehr ganz stimmt, sollte besonders diese Speichel-Übung öfter gemacht werden. Nicht nur einmal im Monat, sondern jeden Tag nach dem Abendessen. Der verschluckte Speichel regt die Produktion der Stoffwechsel-Sekrete in

Magen und Darm an: Auch daß es abends gemacht werden soll, hat seinen Sinn: Wenn wir schlafen, arbeitet der Stoffwechsel weiter. Er verarbeitet alles, was am Tag nicht geschafft wurde. Genügend Speichel hilft dabei.

○ Die vierte Übung (siehe Abbildung unten) ist wieder sehr einfach. Setzen Sie sich mit gekreuzten Beinen in den Schneidersitz. Legen Sie die Handflächen auf die Ohren. Machen Sie – ohne aus dem Gleichgewicht zu geraten – Schaukelbewegungen nach rechts und nach links. Zwölfmal zu jeder Seite. Wenn Sie sich nach rechts neigen, atmen Sie ein. Wenn Sie dann nach links schaukeln, atmen Sie aus.

Denken Sie auch bei dieser Übung daran: langsam hin und her, im normalen Rhythmus atmen, damit Sie nicht aus der Puste kommen.

Diese letzte Übung ist besonders dann geeignet, wenn man zu Stoffwechselstörungen im Zuckerhaushalt neigt. Die Übung bekämpft das lästige Durstgefühl.

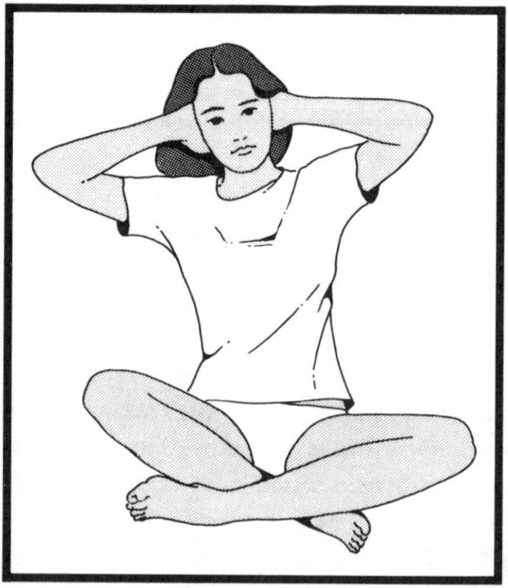

Nierenleiden

»Die Leber kann man ruhig mal überfordern. Aber mit den Nieren ist nicht zu spaßen.« An dieser alten Volksweisheit ist etwas Wahres dran. Das Blutreinigungsorgan Leber kann auch dann seine Aufgaben noch erfüllen, wenn bereits neunzig Prozent der Leber erkrankt sind. Die restlichen zehn Prozent reichen aus. Außerdem erholt sich die Leber ziemlich rasch. Drei bis vier Wochen ohne Alkohol, ohne leberschädigende Medikamente, ohne scharf gewürzte Speisen, ohne tierisches Fett – und die Leberwerte sind wieder so gut wie normal. Jedenfalls sind sie erheblich besser.

Bei dem zweiten Blutreinigungsorgan, den beiden Nieren, geht das nicht so einfach. Ein einmal vorhandenes Nierenleiden wird in den meisten Fällen chronisch und muß ein Leben lang behandelt werden. Medikamente, Blutwäsche durch die künstliche Niere, Operation und Transplantation bestimmen das Leben der Nierenkranken. Dazu eine Diät, die je nach der Nierenerkrankung anders aussieht, in der Regel aber für immer eingehalten werden muß.

Die Nieren sind im Vergleich zu ihrer Leistung unscheinbar. Sie sind bräunlich und bohnenförmig. Zehn bis zwölf Zentimeter lang und halb so dick. Ihr Gewicht beträgt etwa hundertfünfzig Gramm. Sie liegen unterhalb des Zwerchfells an der Hinterwand der Bauchhöhle, dicht neben der Wirbelsäule. Sie sind angeschlossen an die Hauptblutgefäße, die aus dem Verdauungstrakt kommen. Alles Blut, vollbeladen mit Nährstoffen, muß erst durch die Nieren, bevor es in den Kreislauf und damit in jede Zelle des Körpers gelangt.

Die Menge dieses Blutes ist beachtlich: Jeden Tag fließen rund fünfhundert Liter hindurch. Bei dieser ununterbrochenen Durchspülung wird das Blut von giftigen Schlakkenstoffen aus dem Stoffwechsel befreit. Das sind in erster

Linie Stickstoff, Schwefel und Phosphor. Wenn diese Stoffe nicht mehr herausgefiltert werden, kommt es zu einer schleichenden, unaufhaltsamen Blutvergiftung.
Die zweite Aufgabe der Nieren besteht darin, Flüssigkeit auszuscheiden. Auch das ist eine erhebliche Menge: Wir nehmen pro Tag etwa drei Liter Flüssigkeit zu uns. Nicht nur mit dem, was wir trinken, sondern auch mit dem festen Essen. Vom Fleisch bis zum Gemüse – alles enthält Wasser. Diese drei Liter müssen wieder ausgeschieden werden. Ein kleiner Teil verläßt mit dem Schweiß unseren Körper, ein anderer entweicht beim Ausatmen durch die Lunge. Auch mit dem Kot wird ein geringer Teil Flüssigkeit ausgeschieden. Die meiste Arbeit aber müssen die Nieren leisten. Sie müssen pro Tag knapp zwei Liter Körperflüssigkeit in Harn umwandeln. Das geschieht in den winzigen, zu Knäuelchen gewundenen Harnkanälchen. Gewiß, sie sind winzig, diese Kanälchen, aber insgesamt ergeben sie eine Länge von hundert Kilometern. Und sie wissen aus bisher noch nicht restlos geklärten Gründen genau, wieviel sie ausscheiden müssen.
Über die Ursachen von Nierenleiden ist sich die Medizin heute im klaren. Eine Nierenentzündung entsteht durch Krankheitskeime im Blut. Zu solchen Krankheitserregern kann es nach einer Erkältung kommen, nach Durchnässung, nach einer entzündlichen Hautkrankheit oder nach einer Infektion der Rachenorgane, also zum Beispiel nach einer Mandelentzündung.
Eine Entzündung des Nierenbeckens kann ebenfalls durch Krankheitserreger im Blut verursacht werden. Es kann aber auch an einer Erkrankung der Lymphdrüsen liegen. Oder – was sehr häufig ist – es steigen Krankheitskeime aus der Blase ins Nierenbecken hoch.
Zu Nierensteinen kommt es, wenn mit dem Blut ein Schmutzpartikelchen ins Nierenbecken gespült wird. An diesem Partikelchen setzen sich Salze fest. Zuerst sind das

nur Körner, jedes so groß wie ein Sandkorn. Durch weitere Salzablagerungen wird Grieß daraus. Schließlich entstehen Steine, die so groß wie ein Hühnerei werden können. Solange sie im Nierenbecken schwimmen, machen sie überhaupt keine Beschwerden. Sobald sie sich jedoch im Harnleiter verklemmen, verursachen sie die äußerst schmerzhaften Nierenkoliken mit unerträglichen Rückenschmerzen.
Obwohl die Ursachen bekannt sind, heißt es in der westlichen Medizin: Eine wirksame Vorbeugung gibt es nicht.

In der chinesischen Heil- und Atemgymnastik aber gibt es nicht nur eine Vorbeugung. Es gibt auch drei Übungen, die dann noch helfen, wenn man bereits ein Nierenleiden hat.

○ Zur ersten Übung (siehe Abbildung Seite 100) setzt man sich im Schneidersitz auf den Fußboden. Der Oberkörper muß locker wie auf einem Podest ruhen, alle Muskeln sind entspannt.
Jetzt reibt man die Handflächen aneinander, bis sie warm sind. Dann legt man sie auf den Rücken in die Nierengegend. 36mal hintereinander fest zudrücken. Beim Zudrücken ausatmen, beim Lockerlassen einatmen. Der Atemrhythmus soll dabei normal sein, also nicht schnell und hastig atmen. Anschließend verschränkt man die Hände ineinander und legt sie sich auf den Bauch über den Nabel. Wieder 36mal zudrücken, aber diesmal nur mit leichtem Druck. Beim Zudrücken ausatmen, in den Pausen dazwischen einatmen.
Der Sinn dieser Übung liegt darin, den Nieren Wärme zukommen zu lassen. Gleichzeitig wird durch Druck und Lockerlassen die Blutzirkulation angeregt. Stauungen werden auf diese Art und Weise abgebaut. In China sagt man: Wenn alles in stetigem Fluß ist, kann der Gesundheit kein Schaden entstehen.

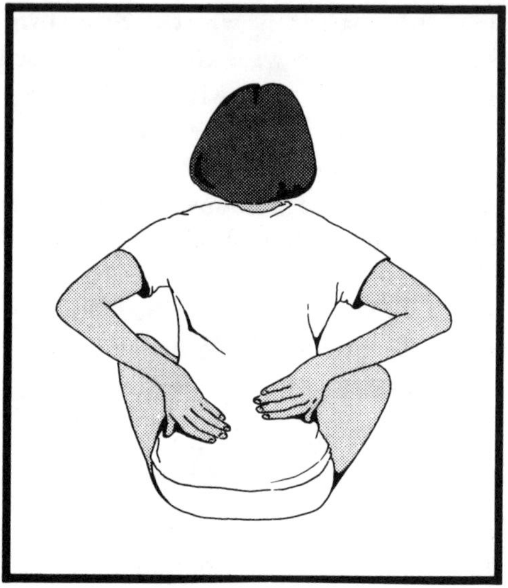

○ Die zweite Übung (siehe Abbildung unten) gehört zu den wenigen, die etwas Gelenkigkeit erfordern. Man legt sich auf den Bauch. Am besten wieder auf den Fußboden. Eine weiche Unterlage ist nicht so gut geeignet.
Wenn man entspannt liegt, reißt man die Arme und Beine gleichzeitig und ruckartig nach oben. Man soll sich dabei vorstellen, daß man ein Vogel sei, der vom Boden abheben und fliegen will. Gemacht wird diese Übung fünfmal

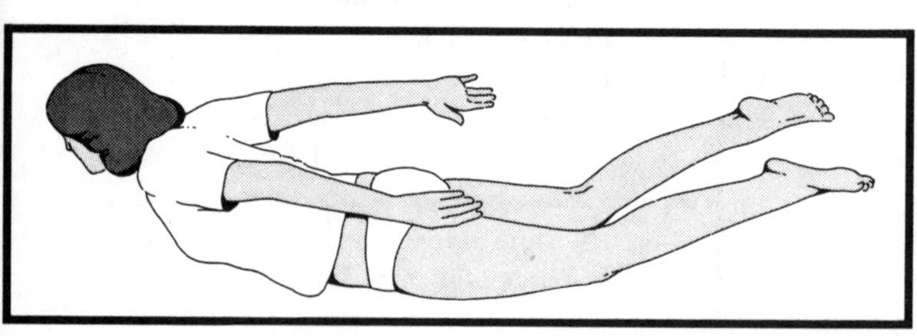

hintereinander. Da man dabei ein bißchen aus der Puste kommt, sollte man sich hinterher eine Viertelstunde lang ausruhen.

○ Die dritte Übung (siehe Abbildung unten) heißt *Herbst-Anfang*. Diese Bezeichnung ist irreführend. Man soll sie nicht nur im Herbst machen, sondern zur Vorbeugung einmal jeden Tag – ebenso wie die beiden ersten Übungen.
Man setzt sich zu dieser Übung auf einen Stuhl und legt die Handflächen links und rechts neben die Oberschenkel auf die Sitzfläche. Jetzt sinkt man in sich zusammen. Man atmet aus und läßt sich sozusagen in sich hineinfallen.

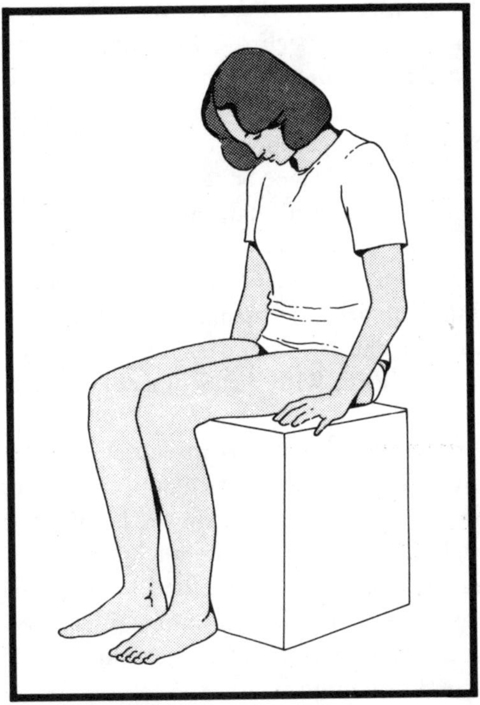

Wenn alle Luft aus dem Körper ist, hält man für kurze Zeit die Luft an und spannt alle Muskeln an. Das geht so: Ausatmen, Luft anhalten, alle Muskeln anspannen, bis fünf zählen. Dann ruckartig alle Muskeln entspannen und tief einatmen. Die Entspannung geht am besten, indem man einfach die Arme und Beine von sich streckt und sie leicht schüttelt.
Nach den alten chinesischen Beschreibungen soll diese Übung dazu dienen, schlechte Luft aus den Nieren zu vertreiben. Es soll also eine Reinigung erreicht werden.

Hexenschuß

Ein Hexenschuß kommt immer plötzlich. Man hat sich gebückt und macht beim Aufrichten eine ungeschickte Bewegung. Man dreht sich zu schnell um. Man hebt etwas Schweres. Das sind die häufigsten auslösenden Ursachen eines Hexenschusses. Die Schmerzen schießen wie ein Blitz aus der Leistengegend in den Oberschenkel. Betroffen ist fast immer nur eine Seite.
Wer einen Hexenschuß hat, nimmt automatisch eine gebückte Schonhaltung ein. Nur so sind die Schmerzen einigermaßen zu ertragen. Oft ist der Spuk schon nach ein paar Sekunden vorbei. In schlimmen Fällen aber kann es auch Stunden dauern: Kaum richtet man sich aus der Schonhaltung hoch, wird der Schmerz wieder unerträglich.
Beim Hexenschuß, der wissenschaftlich als *Lumbago* bezeichnet wird, handelt es sich um eine Zerrung und Verspannung der Rückenstreckmuskeln. Wenn so etwas nur einmal passiert, hat das weiter nichts zu bedeuten. Oft hilft ein heißes Bad, und danach ist alles vergessen.
Aber es gibt Menschen, die bekommen öfter einen Hexenschuß. Auch dann, wenn die ungeschickte Bewegung gar nicht besonders heftig war.

Diese Menschen haben meistens eine *Osteochondrose*. Dabei handelt es sich um eine degenerative Verkalkung oder um eine altersbedingte Schrumpfung der Bandscheiben. In solchen Fällen ist eine dauernde Behandlung mit Wärme, Massage und Vitamin B_{12} erforderlich. Im akuten Anfall hilft auch eine Spritze mit Novocain oder Procain an die Stelle, wo die Schmerzen ihren Ursprung haben, also an die Wirbelsäule.

Auch die chinesische Gymnastik kann im akuten Anfall helfen. Sie hat den Vorteil, daß man nicht erst einen Arzt aufsuchen muß.

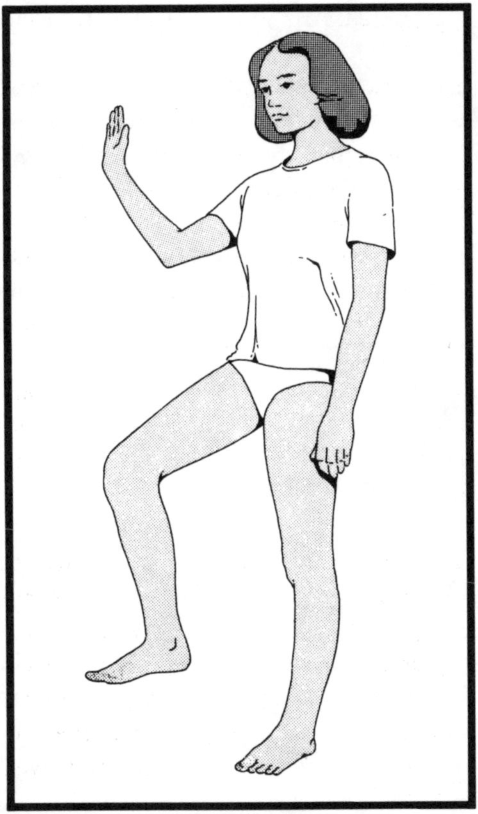

○ Zur ersten Übung (siehe Abbildung Seite 103) muß man sich trotz der Schmerzen aufrecht hinstellen. Dann den rechten Arm und den rechten Fuß heben und einen Schritt nach vorn machen. Das gleiche macht man anschließend mit dem linken Arm und dem linken Fuß.
Es gibt keine genaue Vorschrift, wie oft das gemacht werden soll. Aber es gilt die Faustregel: bis die Schmerzen aufhören.
Wichtig ist wieder das Atmen im richtigen Rhythmus. Beim Hochheben einatmen. Den Atem anhalten und in Gedanken durch den Körper kreisen lassen. Dabei langsam bis fünf zählen. Arm und Fuß sinken lassen und dabei ausatmen.
Wichtig ist auch, daß man Arme und Füße nicht einfach nur in die Luft anhebt. Man soll sich dabei vorstellen, daß man vor sich eine unsichtbare Wand hat, gegen die man drückt. Also leichten Druck nach vorn ausüben.

○ Die zweite Übung (siehe Abbildung unten) gehört zu den Übungen, die die Chinesen den Tieren abgeguckt

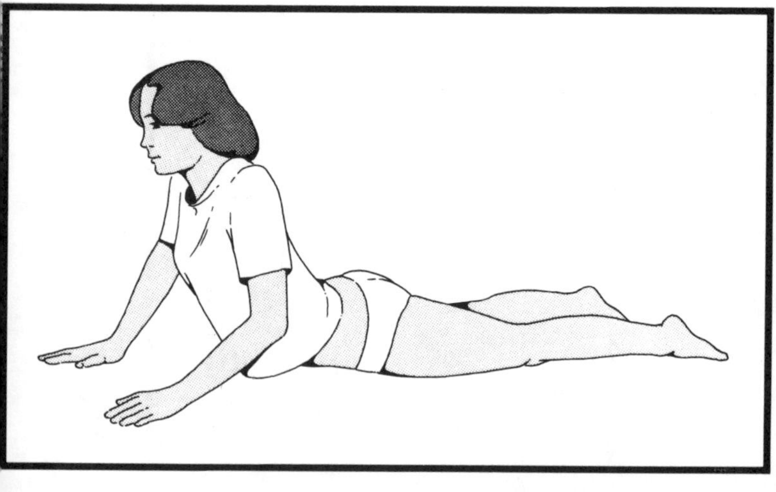

haben. Diesmal ist es die Schlange. Zuerst legen Sie sich flach auf den Bauch, die Hände unter den Schultern. In dieser Haltung bewegen Sie sich schlangenförmig hin und her, ohne auf dem Fußboden weiter nach vorn zu rutschen.
Dann verhalten Sie sich wie eine Kobra, die eine Beute entdeckt hat. Sie richten den Kopf nach oben. Dann den Oberkörper, wobei Sie sich mit den Händen vom Boden abstützen.
Es kommt bei dieser Übung darauf an, ein hohles Kreuz zu machen. So wird die Rückenmuskulatur gelockert.
Zum Schluß ringeln Sie sich entspannt für eine halbe Minute auf dem Fußboden zusammen. Denken Sie an die Schlange, die ihre Beute verspeist hat und sich jetzt wohlig ausruhen will.

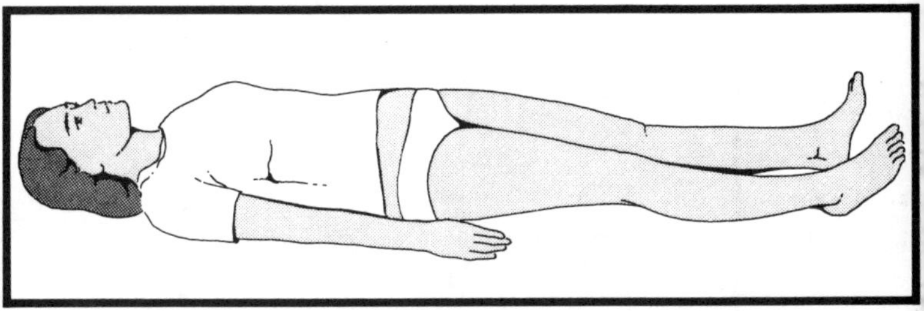

○ Zur nächsten Übung, die gleich anschließend gemacht werden sollte, legen Sie sich auf den Rücken, die Arme locker neben den Körper, die Handflächen nach unten (siehe Abbildung oben).
Konzentrieren Sie sich jetzt nur auf Ihre Füße. Zuerst die Zehen ausstrecken – dann anziehen. In kurzem Rhythmus zehnmal hintereinander. Danach eine halbe Minute lang mit den Füßen kreisende Bewegungen machen. Auf einen besonderen Atemrhythmus braucht man dabei nicht zu achten. Man soll normal ein- und ausatmen.

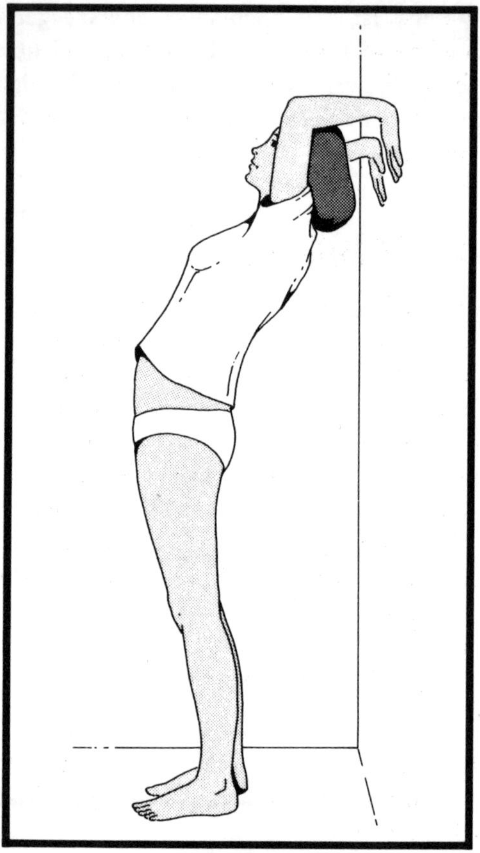

○ Zur letzten Übung (siehe Abbildung oben) stellen Sie sich mit dem Rücken an eine Wand. Mit den Händen nach oben über die Schultern greifen und die Handflächen gegen die Wand legen, mit den Fingerspitzen nach unten. Jetzt rutschen Sie mit den Füßen zentimeterweise von der Wand weg nach vorn. Auch bei dieser Übung bekommen Sie ein hohles Kreuz.

Rutschen Sie aber nicht zu weit nach vorne. Wenn Sie merken, daß Sie aus dem Gleichgewicht geraten, beenden Sie die Übung. Stellen Sie sich gerade hin, die Beine leicht gespreizt. Lassen Sie den Oberkörper und die Arme für zehn Atemzüge nach vorne baumeln.

Leber und Gallenblase

In alten chinesischen Medizinbüchern ist sehr oft von »Stauungen« und »gestauten Winden« die Rede. Es liegt daran, daß man in Stauungen den Anfang einer Krankheit sah. Man dachte an Stauungen im Blut- und Atemkreislauf. Die Behandlung zielte deshalb darauf, alles in Fluß zu halten. Solange das Blut ohne Störungen durch den Organismus fließt, solange der Atem alle Zellen erreicht, kann ein Mensch nicht krank werden. Auf diese einfache Formel kann die Ansicht der alten chinesischen Medizin gebracht werden.
Das gilt auch für eines der kompliziertesten menschlichen Organe – für die Leber und die damit zusammenhängende Gallenblase.

Die *Leber* liegt rechts im Oberbauch. Sie hat die Form eines Keils, der mit einem kleinen Teil über die Körpermitte nach links hinüberragt.
Das Gewebe der Leber besteht aus unzähligen Läppchen, die nur ein bis zwei Millimeter groß sind. Mit rund anderthalb Kilo ist sie das größte Drüsenorgan des Körpers. In ihrer Leistung ist sie nur mit einer chemischen Fabrik zu vergleichen.

Die Leber hat fünf lebenswichtige Aufgaben zu erfüllen:

- Sie speichert Zucker (Kohlenhydrate) als Kraftreserve und gibt ihn bei Bedarf in die Blutbahn ab.

- Sie bildet die zwei Faktoren Fibrinogen und Prothrombin. Der Körper braucht diese Faktoren zur Blutgerinnung. Ohne sie kann das Blut auch bei kleinen Wunden nicht mehr gerinnen.

- Sie bildet den Harnstoff, der dann als Harn von den Nieren ausgeschieden wird.

- Sie produziert pro Tag bis zu einem Liter Galle. Diese grünlich-gelbe Flüssigkeit fließt in die *Gallenblase*, mit der die Leber direkt verbunden ist. In der Gallenblase wird die Galle gespeichert, bis sie zur Verdauung von Fett im Dünndarm benötigt und abgerufen wird.

- Schließlich entgiftet die Leber das Blut. Es kommt von Magen und Darm und ist mit den Stoffen beladen, die mit der Nahrung aufgenommen wurden. In diesen Stoffen sind auch Gifte enthalten. Alkohol zum Beispiel, chemische Zusätze in den Nahrungsmitteln oder schädliche chemische Bestandteile aus Medikamenten.

Nun ist die Leber zwar ein sehr robustes Organ. Sie kann eine Menge vertragen, ehe sie krank wird. Und sie erholt sich auch schnell, wenn man sie eine Weile schont. Trotzdem ist diese höchst empfindsame chemische Fabrik großen Gefahren ausgesetzt. Viren, Bakterien und ein Übermaß an Giften können sie auf die Dauer zerstören. Das häufigste Leiden, das der Leber heute droht, ist eine *Zirrhose*. Daran ist nicht nur der Alkohol schuld, sondern auch zu fettes und zu reichhaltiges Essen.
Bei einer Zirrhose wird die Leber zu groß. Sie wuchert. Aber es wuchert nur das Fett- und Bindegewebe. Und das geschieht auf Kosten der Leberzellen, die die fünf Aufgaben erfüllen müssen. Ihnen wird sozusagen der Lebensraum allmählich entzogen. Sie schrumpfen und sterben ab.

Am Anfang ist ein Leberleiden nur schwer zu erkennen, weil die Beschwerden uncharakteristisch sind und ebensogut auf ein anderes Leiden hinweisen können. Der Patient klagt über Appetitmangel, hat aber gleichzeitig ein Völlegefühl. Er leidet an Übelkeit und hat gelegentlich Schmerzen oder ein Druckgefühl im Oberbauch. Besonders in den späten Abendstunden und am frühen Morgen juckt es ihn am ganzen Körper. In den Gelenken stellen sich Schmerzen ein, die den Arzt an Rheuma denken lassen. Vor allem dann, wenn das Weiße im Auge und auch die Haut nicht gelblich verfärbt sind. Diese gelbliche Verfärbung gilt zwar als untrügliches Anzeichen einer Lebererkrankung, sie tritt aber durchaus nicht in allen Fällen auf.

Bei den *Stauungen*, von denen die Chinesen ausgingen, kommen zwei Möglichkeiten in Frage, die auch der modernen westlichen Medizin bekannt sind:
Wenn das Herz geschwächt und nicht mehr in der Lage ist, alles venöse Blut aus der Leber aufzunehmen, staut sich dieses Blut. Die Leber schwillt an.
Wenn sich in der Gallenblase Steine gebildet haben, die den Abfluß der Galle in den Dünndarm behindern, findet ein Rückstau der Galle bis in die Leber statt.

○ Zwei Übungen sollen helfen, solche Stauungen zu vermeiden. Zur ersten (siehe Abbildung Seite 110) setzt man sich morgens nach dem Aufwachen auf den Bettrand. Die rechte Hand wird auf die linke, die linke auf die rechte Schulter gelegt. Dann abwechselnd links und rechts dreimal fest zudrücken und dabei die Atemluft aus dem Körper herauspressen. In den kurzen Pausen zwischen dem Zudrücken wird tief eingeatmet. Wiederholt wird die Übung am Abend vor dem Schlafengehen.
Ursprünglich war diese Übung nur für die ersten vierzehn Tage der ersten drei Frühlingsmonate vorgesehen, weil in

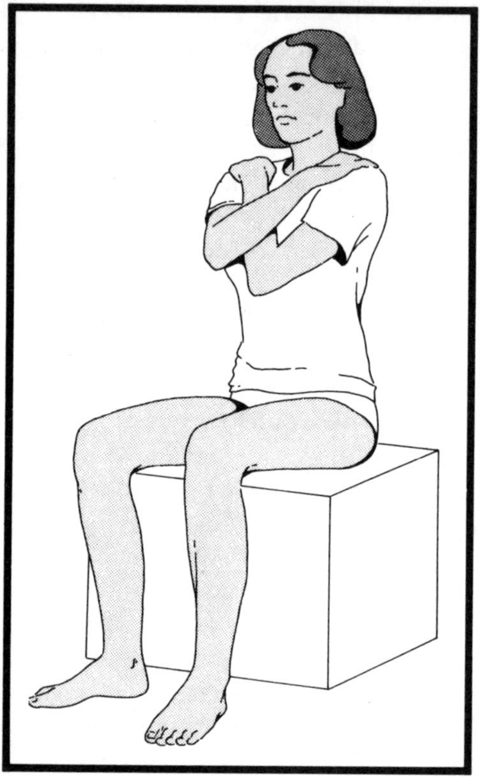

dieser Zeit Leber und Galle besonders anfällig und gefährdet sind. Chinesische Ärzte von heute sagen, daß man die Übung jeden Tag machen soll, weil die Gefährdung der Leber und der Galle nicht mehr so sehr von den Jahreszeiten abhängt, sondern von der modernen Ernährungsweise.

○ Für die zweite Übung (siehe Abbildung Seite 111) setzt man sich auf den Fußboden und legt die Fußsohlen aneinander. Die Handflächen ruhen neben dem Gesäß auf dem

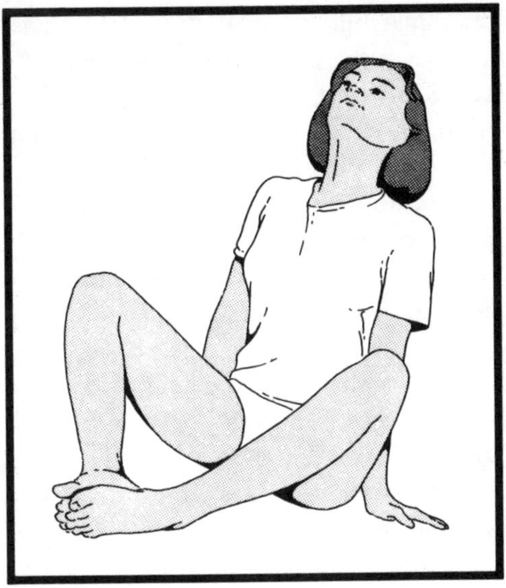

Boden. Jetzt fünfmal hintereinander tief einatmen und dabei den ganzen Oberkörper nach oben strecken. Das Gesicht zur Decke richten.
Danach ausatmen und den Oberkörper in sich zusammenfallen lassen. Auch diese Übung wird morgens und abends gemacht.

Allgemeine Schwäche

Es gibt ein Krankheitsbild, das so recht in kein medizinisches Lexikon hineinpaßt. Was der Patient dem Arzt schildert, kann alles oder nichts sein. Falls er überhaupt zum Arzt geht und sich nicht sagt: Was soll ich damit beim Arzt? Die letzte Untersuchung hat doch ergeben, daß ich organisch gesund bin!

Dieses Krankheitsbild ist in der Tat sehr ungenau und diffus. Man hat keine ausgeprägten Schmerzen in einem bestimmten Körperteil, aber irgendwie tut es überall ein bißchen weh. In den Schultern und Armen, im Rücken und in den Beinen. Man möchte sich deshalb am liebsten nicht bewegen, und man sagt sich: Das ist so ein Tag, an dem man am besten im Bett bleibt. Bei geschlossenen Gardinen, denn helles Licht tut den Augen weh. Außerdem, aufstehen ist viel zu schwer heute, ich bin zu schwach dazu.

Wer am Abend vorher kräftig gefeiert hat, weiß wenigstens, woher er diesen Zustand hat. Er hat schlichtweg einen Kater.

Oft genug aber stellt sich der Zustand ohne vorherige Feier ein. Dann ist man etwas ratlos. Wenn gerade Frühjahr ist, dann scheint »Frühjahrsmüdigkeit« eine plausible Erklärung zu sein. In anderen Jahreszeiten liegt es vielleicht am Wetter, wie man glaubt. Vor allem dann, wenn das Wetter sich gerade ändert.

Wetter- oder Klimaveränderungen können tatsächlich eine Rolle spielen. Der Körper muß sich auf die veränderten Verhältnisse erst einstellen. Dazu verbraucht er Kraftreserven. Vorübergehende allgemeine Schwäche ist die Folge.

Drei Übungen sollen helfen, rasch wieder zu Kräften zu kommen. Man macht sie am besten morgens, kann sie jedoch bei Bedarf im Laufe des Tages beliebig oft wiederholen:

○ Man setzt sich im Schneidersitz auf den Fußboden und legt die gefalteten Hände in den Schoß (siehe Abbildung Seite 113). Jetzt den Oberkörper so weit wie möglich nach links drehen und dabei einatmen. Den Atem kurz anhalten und einmal schlucken.

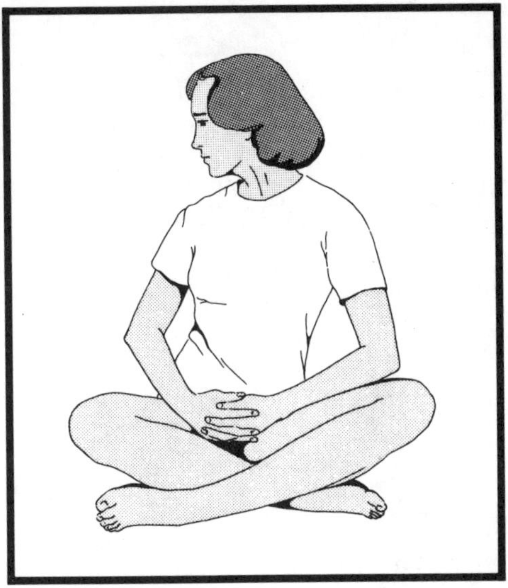

Danach den Oberkörper nach rechts drehen und mit der Bewegung ausatmen. Kurze Atempause und wieder einmal schlucken.
Wieder nach links drehen, einatmen, kurze Atempause, einmal schlucken, nach rechts drehen und ausatmen.
Drei- bis fünfmal soll man sich in jede Richtung drehen.
Beendet wird die Übung, indem man sich dreimal kräftig nach oben reckt und dabei den Kopf in den Nacken wirft.

○ Zur zweiten Übung (siehe Abbildung Seite 114) bleibt man im Schneidersitz. Die gefalteten Hände werden bis zur Brusthöhe gehoben, mit den Handrücken nach oben. Nun die Hände fest zusammenpressen und mit den Ellenbogen flatternde Bewegungen machen wie ein junger Vogel, der aus dem Nest fliegen will. Man soll sich dabei vorstellen, daß das Wegfliegen tatsächlich gelingt. Und wie ein Vogel gewinnt man im Fliegen neue Kraft.

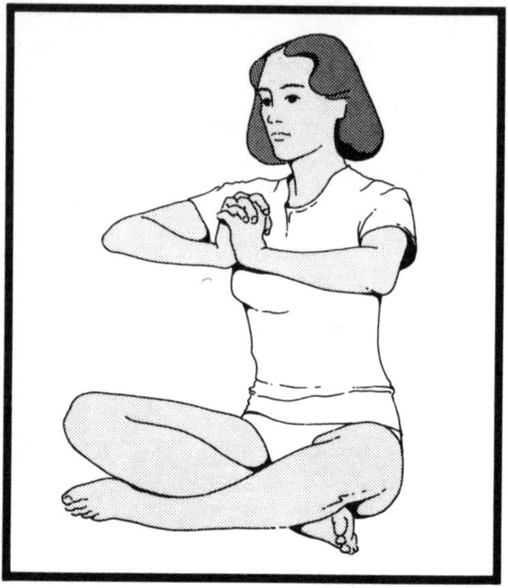

Die alten Chinesen, die ja hervorragende Beobachter der Natur waren, verglichen diese Übung nicht nur mit einem Vogel. Sie nannten sie auch *Erwachen der Insekten*. Der Vergleich leuchtet ein: Ein Insekt, das seinen Schlupfwinkel verläßt, macht ähnliche Bewegungen, um zu Kräften zu kommen.

○ Zur dritten Übung (siehe Abbildung Seite 115) bitte im Schneidersitz bleiben. Den Oberkörper aufrichten und abwechselnd den linken und den rechten Arm waagrecht zur Seite ausstrecken. Das Ausstrecken soll mit geschlossenen Fäusten und ruckartig erfolgen. Man stellt sich dabei vor, daß man gegen zwei Gegner boxt, die links und rechts von einem sitzen. Bei jedem »Boxschlag« wird stoßartig ausgeatmet. Nach alten chinesischen Überlieferungen kann es nicht schaden, wenn man dabei kräftig schreit. Das Schreien soll den Gegner erschrecken, wie es

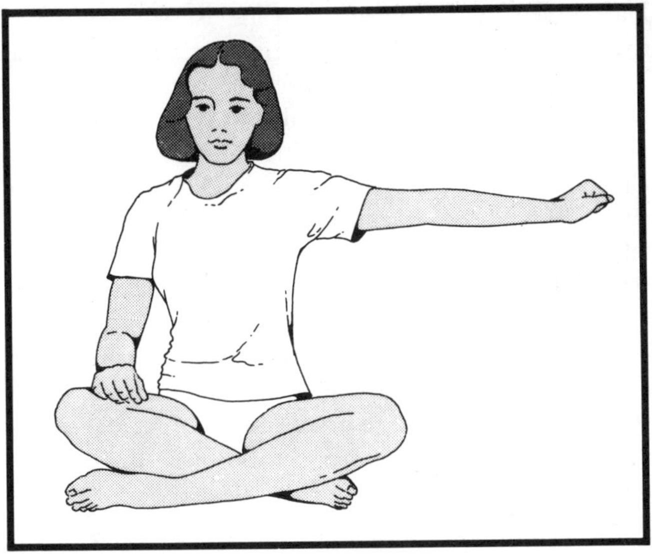

heißt. Aber es hat noch einen anderen Sinn. Wer kräftig schreit, atmet gründlich aus. Und darauf kommt es an.

Alle drei Übungen sind übrigens in chinesischen Kalendern den Frühlingsmonaten zugeordnet. Man wußte also schon damals, daß in dieser Jahreszeit neue Kräfte gesammelt werden müssen.

Vorbeugung stärkt die Abwehrkräfte

Im alten China gab es die Regelung, daß ein Arzt von seinen Patienten nur bezahlt wurde, solange sie gesund waren. Wurde ein Patient trotz regelmäßiger Vorsorgeuntersuchungen krank, dann hatte der Arzt einen Fehler gemacht – und dafür bekam er kein Geld mehr.
Der Gedanke, daß vorbeugen besser ist als heilen, ist also uralt. In der chinesischen Heil- und Atemgymnastik hat er sich bis heute erhalten.

Daß atmen zum Leben so wichtig ist wie essen und trinken, wissen wir alle. Aber keine medizinische Schule hat sich über das Atmen so viele Gedanken gemacht wie die chinesische. Vor Jahrtausenden wußten auch die Chinesen noch nicht viel über die inneren Organe. Sie wußten allenfalls, daß es ein Herz gibt, das schlägt. Sie wußten, daß es Blut gibt, das fließt. Sie wußten, daß es eine Lunge gibt, mit der man atmet. Von Leber, Niere, Milz oder Bauchspeicheldrüse hatten sie jedoch damals noch keine Ahnung.
Trotzdem meinten sie, daß der gesamte Organismus *beatmet* werden muß, um leben zu können und um widerstandsfähig zu sein. Sie teilten deshalb den Körper in drei *Zinnoberfelder* ein. Zinnober galt als Elixier für ein langes und gesundes Leben.
In dem Buch »Huang-ti nei-tsching«, dem klassischen Werk der altchinesischen Medizin, ist die Dreiteilung beschrieben: Das obere Zinnoberfeld ist der Kopf, das mittlere Brust und Arme, das untere Bauch und Beine.

Nun kommt der Atem zwar durch den Hals in den Körper, sagten sich die Chinesen, aber er muß hinabsteigen in das untere Zinnoberfeld, er muß aufsteigen in das obere, er muß zum Schluß durch das mittlere fließen und dann den Körper verlassen. Daß das nicht möglich ist, wußte man damals offenbar nicht. Aber die Chinesen stellten sich diesen Weg des Atems in Gedanken vor – und sie tun es noch heute. Ebenso gilt auch heute noch der Satz: Die Heiligen atmen mit den Fersen, die Dummen mit dem Hals.
Diese Gedankengänge sind für uns fremd. Aber wir haben uns ja auch mit der Akupunktur und der Akupressur vertraut gemacht. Und nun kommt das Überraschende: Der gedankliche Weg des Atems durch den Körper entspricht haargenau den Meridianen, den Energiebahnen

der Akupunktur. Versuchen Sie es also einmal bei den folgenden Übungen.
Es sind Übungen zur Vorbeugung. Sie sollen den Körper in die Lage versetzen, sich selber gegen alle Krankheitserreger zu schützen. Wobei das richtige und bewußte Atmen die inneren Organe schützt, den *Inhalt der drei Zinnoberfelder.* Die gymnastischen Bewegungen sollen Sehnen, Muskeln und Gelenke gesund erhalten.

Die beiden ersten Übungen haben die Chinesen den Tieren abgeguckt. Die erste dem aufrecht stehenden Bären:

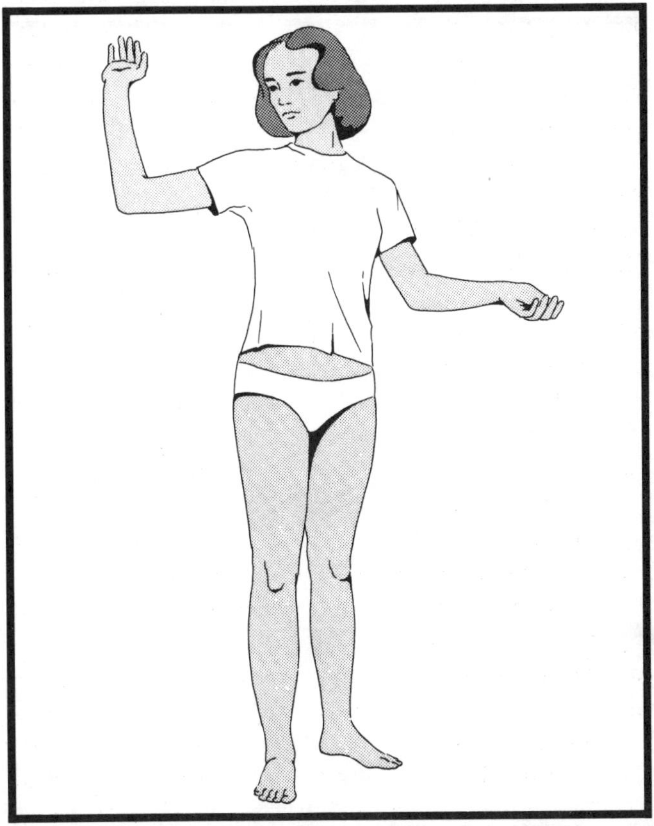

○ Man steht mit dem rechten Fuß nach vorn, mit dem linken etwas nach hinten (siehe Abbildung Seite 117). Man soll fest stehen, nicht aus dem Gleichgewicht geraten. Jetzt wird der linke Arm locker und leicht gekrümmt nach vorn gestreckt, der rechte nach hinten in die Luft gehoben. Nun stehen Sie etwas tapsig da wie ein Bär. Bewegen Sie in dieser Haltung den Oberkörper nach links und nach rechts. Bei jeder Bewegung wird eingeatmet. Dann für ein paar Sekunden stillhalten, den Atem anhalten und ihn in Gedanken durch die drei Zinnoberfelder kreisen lassen. Ausatmen und den Oberkörper zur anderen Seite drehen.

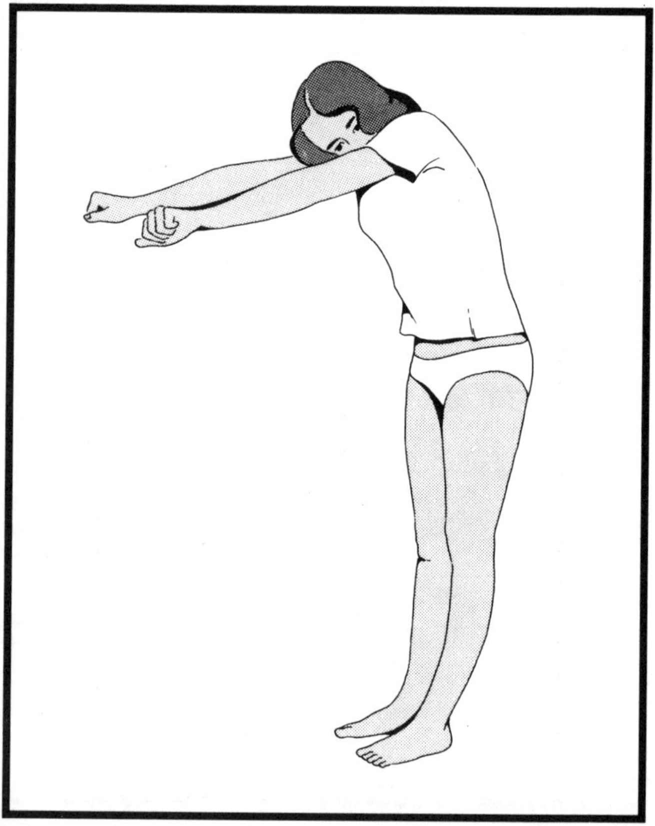

○ Die zweite Übung (siehe Abbildung Seite 118) ist dem Hirsch abgeguckt. Man steht fest auf beiden Füßen und streckt die Arme mit geschlossenen Fäusten nach vorn. Auch der Oberkörper ist etwas nach vorn gebeugt. Ziehen Sie den Kopf zwischen die Schultern und drehen Sie ihn nach hinten – wie ein Hirsch, der seinen Schwanz ansieht. Stampfen Sie abwechselnd mit beiden Füßen kräftig auf den Boden.
Bei dieser Übung wird schnaubend geatmet: Normal ein- und ausatmen, aber den letzten Rest des Atems kräftig durch die Nase ausstoßen.
Beide Übungen sollten regelmäßig jeden Morgen nach dem Aufstehen hintereinander gemacht werden. Insgesamt braucht man dafür nicht mehr als drei Minuten.

○ Es folgt eine Übung (siehe Abbildung unten), die nur zweimal in der Woche gemacht werden muß. Man setzt

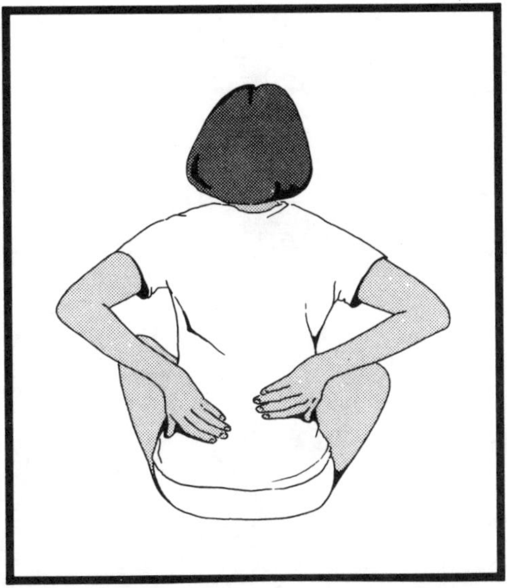

sich im Schneidersitz auf den Teppich und reibt sich die Hände, bis sie warm sind. Dann die Hände auf den Rücken legen, in die Nierengegend. Dort reibt man mit beiden Händen gleichzeitig hin und her. Dabei wird der Atem angehalten, und man läßt ihn in Gedanken wieder durch die drei Zinnoberfelder kreisen. Anschließend ballt man die immer noch erwärmten Hände zu Fäusten und legt sie sich für ein paar Sekunden auf den Bauch, damit die Wärme eindringt.

Da beim Rückenreiben der Atem angehalten werden soll, muß jeder die Dauer dieser Übung selbst bestimmen. Es gibt Menschen, die können ihren Atem minutenlang anhalten, andere schaffen nur zehn oder zwanzig Sekunden. Aufgehört wird spätestens dann, wenn einem der Schweiß ausbricht, was bei längerem Atemanhalten der Fall ist. Dieser Schweißausbruch ist nicht schädlich, sondern erwünscht. Mit dem Schweiß verlassen giftige Stoffwechselrückstände den Körper.

○ Auch die vierte Übung (siehe Abbildung unten) wird zweimal in der Woche gemacht. Sie soll die Blutgefäße

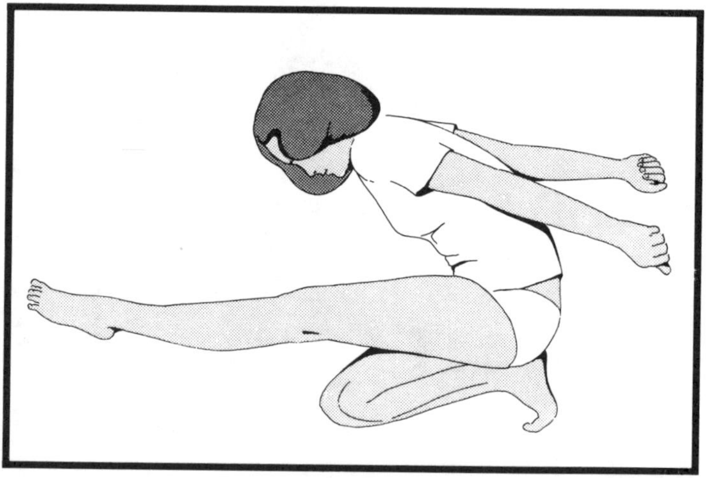

reinigen. Man kniet sich auf das rechte Bein und streckt das linke nach vorn. Dann wirft man beide Arme mit einem kräftigen Ruck nach hinten und tritt ebenso kräftig mit dem linken Bein nach vorn. Man macht das fünfmal hintereinander. Der Atem geht dabei normal.
Es leuchtet ein, was sich die Chinesen bei dieser Übung gedacht haben: Der ganze Körper wird durchgeschüttelt. Kalkablagerungen in den Arterien und Venen lösen sich. Sie werden vom Blutstrom aufgenommen und weitertransportiert, bis sie ausgeschieden werden.
Diese Ausscheidung geschieht auf drei Wegen: durch die Nieren mit dem Harn, durch die Haut mit dem Schweiß und durch die Lungen mit dem Atem.

Diese vierte Übung soll jedoch nicht nur die Blutgefäße reinigen, sondern auch die drei *San-tsiao* gesund erhalten. Übersetzt heißt das »Flußbeamte« oder »Flußwächter«.
Wir müssen uns dabei wieder in die Gedankenwelt der Chinesen hineindenken: Es gibt nach ihrer Auffassung einen »Flußwächter« am Eingang des Magens, der Nahrung hineinläßt, aber nicht wieder hinaus. Der zweite sitzt im Dünndarm, wo die Hauptarbeit der Verdauung stattfindet. Der dritte bewacht den Eingang zum Dickdarm. Er läßt das Unbrauchbare aus der Nahrung heraus, aber nicht wieder zurück in den Dünndarm.
Mit unseren Worten heißt das: Diese Übung hat eine günstige Wirkung auf die Verdauung und den Stoffwechsel.

Mit allen vier Übungen wird also der gesamte Körper trainiert. Und das ist überhaupt der Grundgedanke der chinesischen Heil- und Atemgymnastik. Es kommt nicht darauf an, durch diese Gymnastik zu einem Muskelprotz zu werden. Es soll nicht erreicht werden, daß man auf irgendeinem Gebiet ein Hochleistungssportler wird. Es soll nur erreicht werden, daß man gesund bleibt.

Aber um dieses Ziel zu erreichen, braucht man die sprichwörtliche chinesische Geduld und Ausdauer. Man darf die Übungen nicht ansehen wie ein Medikament, das man für kurze Zeit einnimmt. Man muß sie vielmehr zu einem normalen Bestandteil des täglichen Lebens machen.

REGISTER

Gesund mit Ehrenwirth

Dr. med. Josef H. Kaiser (Hrsg.)
Das große Kneippbuch
Handbuch der naturgemäßen Lebens- und Heilweise.
9. Auflage. 548 Seiten mit vielen Abbildungen. Geb. Sonderausgabe.
DM 32,–/ÖS. 240,–/sfr. 29,50.
ISBN 3-431-02286-3.

Die einzige vollständige Darstellung der Kneippschen Lehre. Ein Standardwerk. Es berücksichtigt die neuesten Erkenntnisse der allgemeinen Medizin, der Hygiene und der Naturheilkunde. Es unterrichtet ausführlich über die Grundlagen gesunder Lebensweise und richtiger Ernährung, über die Heilpflanzenkunde und den neuesten Stand der Wasserkur-Praxis.

Sebastian Kneipp
Meine Wasserkur
So sollt ihr leben
Die weltberühmten Ratgeber in einem Band. Herausgegeben und bearbeitet von Dr. med. Christian Fey.
608 Seiten, davon 12 mit farbigen Abbildungen. Zahlreiche Zeichnungen. Geb.
DM 29,80/ÖS. 228,–/sfr. 27,50
ISBN 3-431-02981-7.

Otto Maertens
Mein Heilkräuterbuch
Nach Sebastian Kneipp.
168 Seiten mit 30 Farbtafeln. DIN A 4. Pbck.
DM 20,–/sfr. 18,70.
ISBN 3-431-02965-5.

Ein unentbehrlicher Ratgeber für das Sammeln, Zubereiten und Anwenden der Heilkräuter. Mit markanten Originalzitaten von Pfarrer Sebastian Kneipp. Der Autor versteht es ausgezeichnet, pharmazeutisches Fachwissen mit botanischen Kenntnissen über Sammelzeit, Erntemöglichkeit, Fundort und Weiterverarbeitung zu verbinden.

Dr. med. Mathäus Fehrenbach
Kneipp A–Z
232 Seiten mit Abbildungen. Geb.
DM 29,80/ÖS. 228,–/sfr. 27,50.
ISBN 3-431-02612-5.

Dieses neueste Nachschlagewerk zur Naturheilkunde ist ein praktisches Gesundheitsbuch für die ganze Familie. Es nimmt in übersichtlicher Reihenfolge Bezug auf alle Naturheilmöglichkeiten, die sich einen festen Platz in der Behandlung gesundheitlicher Störungen gesichert haben.

Dr. med. Josef H. Kaiser
Kneippkur richtig durchgeführt
132 Seiten mit Abbildungen. Pbck.
DM 16,80/ÖS. 128,–/sfr. 15,70.
ISBN 3-431-02419-X.

Jedem, dem eine Kneippkur empfohlen oder verordnet wird oder der sich ihr freiwillig unterzieht, erklärt dieses Buch umfassend die wichtigsten Anwendungen der Kneippschen Heilmethoden.

Dr. Franz Schuster
Essen à la Kneipp
Vollwert-köstliche „Fahrpläne" für Gesunde und Kranke.
134 Seiten mit zahlreichen farbigen Abbildungen. Geb. DM 14,80/sfr. 14,80.
ISBN 3-431-02984-1.

Menüpläne und Joule- bzw. Kalorienangaben ergänzen das Buch zu einem „vollwertigen" Ernährungsratgeber bei Übergewicht oder Erkrankungen wie Diabetes, Gicht, hohen Blutdruck und Magen-, Leber-, Galle-, Bauchspeicheldrüsen- oder Nierenleiden.

Dr. Helmut Butzer/Britta Blumencron/ Susanne Pinschof
Das Kneipp-Kinderbuch
Eine Brücke für Kinder, ein Wegweiser für Eltern zum gesunden Leben.
28 Seiten DIN A4 mit 15 ganzseitigen Farbbildern. Geb. DM 19,80/sfr. 18,50.
ISBN 3-431-03034-3.

Preisänderungen vorbehalten

humboldt BÜCHER, DIE ZUR SACHE KOMMEN!

Die aktuellen, illustrierten und praktischen Humboldt-Taschenbücher bieten in sechs Themengruppen ein umfassendes Programm:
Praktische Ratgeber, Kochen, Freizeit-Hobby-Quiz, Sport, Sprachen, Moderne Information.
Eine Auswahl der Titel stellen wir Ihnen vor. Bandnummer in Klammern.

Praktische Ratgeber

Haushalt
Partybuch (231)
Küchenkräuter-Garten (476)
Küche und gesunde Ernährung (482)
Advent u. Weihn.feiern (511)
Kaufberater Biokost (608)

Getränke
Mixgetränke (218)
Deutsche Weine (361)
Alkoholfreie Mixgetränke (396)

Kind und Erziehung
Vornamen (210)
Unser Baby (233)
Schwangerschaft/Geburt (392)
Schwangerschafts-Gymnastik (468)
Gymnastik für Baby + Kleinkind (602)

Tips für Kinder
Kinderspiele (47)
Was Kinder basteln (172)
Was Kinder raten (193)

Gesundheit
Erste Hilfe (207)
Kneippkur (230)
Autogenes Training (336)
Rückenschmerzen (339)
Guter Schlaf (354)
Heilmassage (355)
Rheuma (364)
Allergien (365)
Hautkrankheiten (388)
Sauna (406)
Heilfasten (407)
Kopfschmerzen (408)
Naturheilkunde (410)
Entspannungs-Training (430)
Depressionen (431)
Bandscheibenbeschwerden (442)
Schluß mit dem Streß! (452)
Frauenkrankheiten (455)
Selbsthilfe durch Autogenes Training (466)
Elektro-Akupunktur (480)
Kranke Seele (484)
Biorhythmus (494)
Gesund + fit (501)
Massage-ABC (507)
Autogenes Training und Meditation (510)
Häusliche Krankenpflege (516)
Hämorrhoiden + Darmleiden (518)
Chinesische Atem- und Heilgymnastik (534)
Homöopathie (553)
Hausrezepte und Heilmittel (562)
Erfolgsgeheimnis Selbsthypnose (571)
Schluß mit dem Rauchen! (572)
Ernährungsratgeber (586)
Ratgeber Wechseljahre (589)
Rezeptfreie Medikamente (593)
Aktiv gegen den Krebs (598)
Ratgeber Heuschnupfen (605)
Abwehrkräfte stärken (616)

Schönheit
Schönheitspflege (343)
Welche Farben stehen mir? (577)

Praktische Lebenshilfe
Leichter lernen (191)
Traumbuch (226)
Reden f. jeden Anlaß (247)
Handschriften deuten (274)
Angst erkennen (276)
Gästebuch (287)
Gutes Benehmen (303)
Partnerwahl (312)
Gedächtnis-Training (313)
Superlearning (491)
Testament und Nachlaß (514)
Unterhalt zahlen (515)
Hochzeitsratgeber (529)
Prüfe Deine Menschenkenntnis (531)
Mietrecht knapp + klar (532)
Schlank werden (550)
Yoga für Frauen (588)
Körpersprache verstehen (590)
Das korrekte Testament (594)
Weniger Steuern zahlen (595)
Flirten – aber wie? (606)
Selbstsicher – selbstbewußt (609)
Fehlerfrei schreiben (615)

Computer
Datenverarbeitung (200)
Mikroprozessoren (338)
Tischcomputer (415)
BASIC Anfänger (456)
Bildschirmtext (457)
Schachcomputer (465)
BASIC Fortgeschrittene (496)
BASIC Dialekte (524)
Lernen mit dem Homecomputer (525)
Spielend Programmieren (526)
Programmiersprache PASCAL (551)
So finde ich den richtigen Computer (564)
Bausteine für BASIC-Programme (591)

Briefe schreiben
Geschäftsbriefe (229)
Komma-Lexikon (259)
Briefe besser schreiben (301)
Liebesbriefe schreiben (377)
An Behörden schreiben (409)
Gutes Deutsch – der Schlüssel zum Erfolg! (535)
Musterbriefe für den persönlichen Bereich (538)
Dichten und Reimen (545)

Beruf
Buchführung (211)
So bewirbt man sich (255)
Eignungstests (463)
Existenzgründung (498)
Sich bewerben und vorstellen (537)
Eignungs- und Persönlichkeitstests (548)
Arbeitszeugnisse (573)
Prüfungen mit Erfolg! (582)
Behörden-Wegweiser (592)
Arbeitslos - was nun? (597)
Berufe mit Zukunft (604)
Erfolg ist trainierbar (614)

Zimmerpflanzen/Blumen
Zimmerpflanzen (270)
Kakteen (271)
100 schönste Kakteen (370)
Die schönsten Zimmerpfl. (428)
Wenn Zimmerpflanzen nicht gedeihen (549)
Zimmerpflanzen selbst ziehen (585)

Haustiere
Katzen (212)
Dackel (224)
Schäferhunde (298)
Wie erziehe ich m. Hund (371)
Aquarienfische (447)
Katzenrassen (506)
Welcher Hundetyp (512)
Meine Wohnungskatze (536)
Was will meine Katze mir sagen? (557)
Meine kranke Katze (611)

Sprachen

Englisch
Englisch in 30 Tagen (11)*
Englisch für Fortgeschr. (61)
Englisch – Bild für Bild (296)
Englisch – jetzt in Comics (578)
Englischer Basis-Wortschatz (574)
Engl. Grammatik (617)

Französisch
Französisch in 30 Tagen (40)*
Französisch für Fortgeschr. (109)
Französisch – Bild für Bild (297)
Französisch – jetzt in Comics (579)

Spanisch
Spanisch in 30 Tagen (57)*
Spanisch – Bild für Bild (345)
Spanisch – jetzt in Comics (581)

Italienisch
Italienisch in 30 Tagen (55)*
Italienisch für Fortgeschr. (108)*
Italienisch – Bild für Bild (344)
Italienisch – jetzt in Comics (580)

Weitere Sprachen
Russisch in 20 Lektionen (81)
Dänisch in 30 Tagen (124)
Griechisch für den Urlaub (373)

Die mit * versehenen Sprachentitel gibt es auch als Buch **mit Übungscassette:** Englisch (800), Französisch (801), Italienisch (802), Spanisch (803).

HUMBOLDT-TASCHENBUCHVERLAG · MÜNCHEN